白话彩图典藏版

图解 汤头歌诀

张文杰/主编

中医古籍出版社
Publishing House of Ancient Chinese Medical Books

图书在版编目（CIP）数据

图解汤头歌诀 / 张文杰主编. —— 北京：中医古籍
出版社, 2021.8
ISBN 978-7-5152-2240-0

Ⅰ．①图… Ⅱ．①张… Ⅲ．①方歌—汇编 Ⅳ.
①R289.4

中国版本图书馆CIP数据核字(2021)第084880号

图解汤头歌诀

主编　张文杰

策划编辑	姚强	
责任编辑	张凤霞	
封面设计	李荣	
出版发行	中医古籍出版社	
社　　址	北京东直门内南小街 16 号（100700）	
电　　话	010-64089446（总编室）010-64002949（发行部）	
网　　址	www.zhongyiguji.com.cn	
印　　刷	天津海德伟业印务有限公司	
开　　本	880mm×1230mm　1/16	
印　　张	16	
字　　数	270 千字	
版　　次	2021 年 8 月第 1 版　2021 年 8 月第 1 次印刷	
书　　号	ISBN 978-7-5152-2240-0	
定　　价	69.00 元	

前言

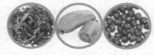

汤头，方剂学名词，即汤方，指以内服煎汤
剂为主的药方。清代著名医家汪昂编撰的方剂专
著《汤头歌诀》共选名方205首，以七言歌诀的
形式加以归纳和概括，并于每方附有简要注释，
便于初学者习诵，是一部流传较广的方剂学著作。
后来，严苍山又在原著基础上增补常用方剂近百
首作为补充，使原著内容更加完整丰富。《汤头
歌诀》对每首方剂均说明出处，并分歌诀、注释、
方析、组成、用法、功用、主治7个部分论述，
该书内容主要分为补益、发表、攻里、涌吐、和解、
表里、消补、理气、理血、祛风、祛寒、祛暑、利湿、
润燥、泻火、除痰、收涩、杀虫等类。

祖国药学博大精深，我们本着学习、借鉴、
传播的想法，编写了这本《图解汤头歌诀》。本书
主要有以下特色：在原著的基础上，对生涩难懂
的古文进行精心的编译，以使该译本更加简洁明
了，通俗易懂。书中选用了307幅药方实例图解
和248幅精美逼真彩色手绘草药图，并对植物的
根、茎、叶、花、子等部位做了细致入微的描述
和详细的分解说明，在给读者带来强烈视觉冲击
的同时，又可全面地了解植物的药用价值。书中

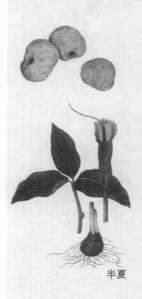

半夏

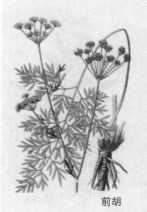

前胡

1

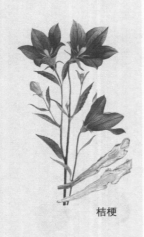

桔梗

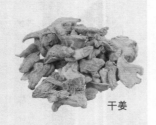

干姜

将原书中的药味用量，以现代的计量方式呈现，用表格的形式图解用法，一目了然，方便用药。本书还适当增补附方，大大拓宽了主方的应用范围，使方剂增至445余方。鉴于历来中药材的正品、地区习惯、混淆品、伪品无统一明确的划分界限，本书将对药材真品特征做细致描述，以保证用药的安全、合理、有效。

本书方剂应用之理、法、方、药囊括无余，便于读者学习，适合家庭阅读。读者若需开方抓药请咨询专业医生，另外，书中所附中药材的价格为本书最初成稿时的价格，会随市场行情波动，仅为指导价，不构成购买建议。

尤其需要说明的是本书包含的古方等内容可能涉及虎骨、犀角、穿山甲、熊胆等国家保护动物的药材，为保持原貌，这类药材在文中未作删除，仅供广大读者了解参考，请读者遵守野生动物保护相关法规及要求。

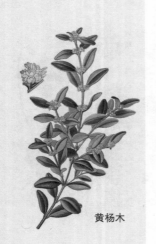

黄杨木

目 录

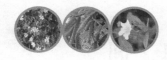

第一章 补益之剂

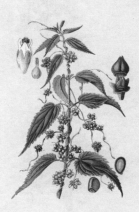

菟丝子

第二章 发表之剂

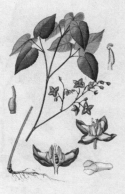

淫羊藿

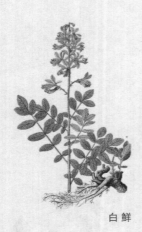

白鲜

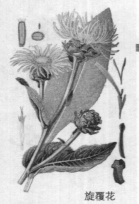

地骨皮

旋覆花

第六章 表里之剂

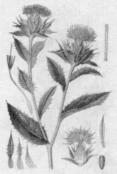

红蓝花

第七章 消补之剂

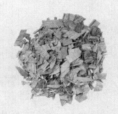

淡竹叶

第八章 理气之剂

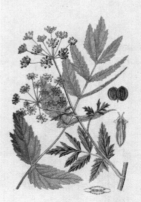

防风

第九章 理血之剂

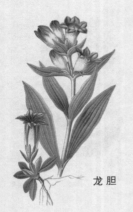

龙胆

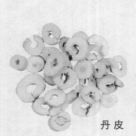

丹皮

第十章 祛风之剂

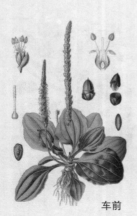

车前

第十一章 祛寒之剂

第十二章　祛暑之剂

第十三章　利湿之剂

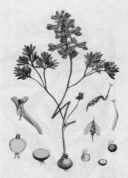

延胡索

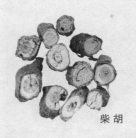

柴胡

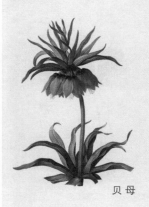

贝母

第十四章　润燥之剂

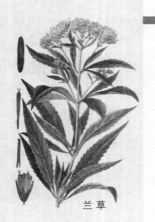

兰草

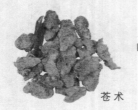

苍术

第十五章　泻火之剂

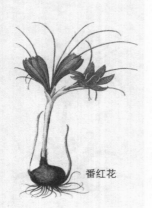

番红花

第十六章 除痰之剂

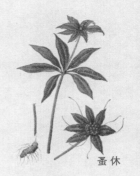

蚤休

第十七章 收涩之剂

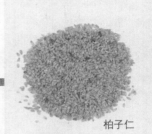

柏子仁

第十八章 杀虫之剂

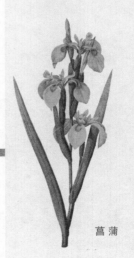

菖蒲

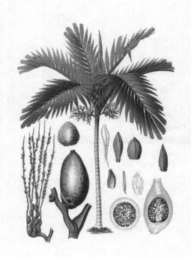

第一章

补益之剂

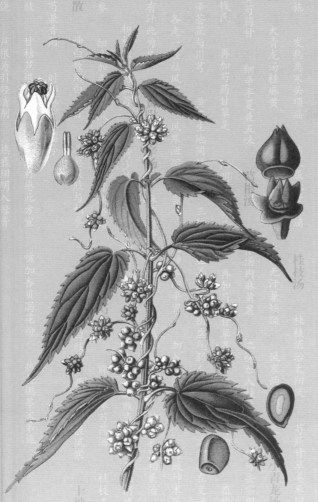

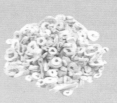

以补益药物为主，补养人身气血阴阳的不足，治疗各种虚证的方剂。因证有气虚、血虚、阴虚、阳虚等虚证，故在治疗上应辨证施治。注意补气、补血、补阴、补阳的区别，以「虚则补之」（《素问·三部九候论》）「损者益之」「劳者温之」（《素问·至真要大论》）等为立法依据，属于「八法」中的「补法」。

桑菊饮
银翘散
再造散
人参败毒散
九味羌活汤
麻黄汤
桂枝汤
大青龙汤
小青龙汤

四君子汤

出自《太平惠民和剂局方》

四君子：古代具有冲和之德的人被称为君子。此方中参、术、苓、草都是常用的补气药。

益以：加上。

中和：指药性平和，不燥不峻。

四君子汤中和义　　参术茯苓甘草**比** ——**比**：并列。

益以夏陈名六君　　祛痰补气阳虚**饵** ——**饵**：服用。

除却半夏名异功　　或加香砂胃寒**使** ——**使**：即使用。

方解 四君子汤出自《太平惠民和剂局方》，此方由人参、白术、茯苓、炙甘草组成，可益气健脾，治疗脾胃气虚。

四君子汤方解

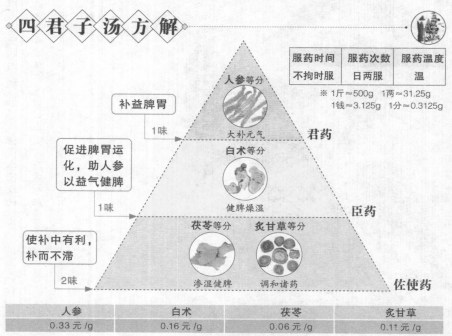

服药时间	服药次数	服药温度
不拘时服	日两服	温

※ 1斤≈500g　1两≈31.25g
1钱≈3.125g　1分≈0.3125g

补益脾胃
1味

人参 等分
大补元气
君药

促进脾胃运化，助人参以益气健脾
1味

白术 等分
健脾燥湿
臣药

使补中有利，补而不滞
2味

茯苓 等分
渗湿健脾

炙甘草 等分
调和诸药

佐使药

人参	白术	茯苓	炙甘草
0.33 元 /g	0.16 元 /g	0.06 元 /g	0.11 元 /g

※ 此价格为市场价，仅供参考

药材真假识别

人参（白参）正品之生晒参：本品分全须生晒和姜生晒。全须生晒具完整芋、芦头和参须，参须多以线缠绕；姜生晒呈圆柱形或纺锤形，具芦头，一般无须根和细支根，参体有明显纵皱纹理，上端有横环纹，常可见有突起的横节。

◆ 组 成

人参（去芦）、白术、茯苓（去皮）、炙甘草各等分。

◆ 用 法

上述药研为细末。每服二钱，水一盏，煎至七分，通口服，不拘时；加盐少许，白汤点亦得。

◆ 功 效

益气健脾。

◆ 主 治

脾胃气虚。症见面色虚白，气声低微，四肢无力，食少便稀，舌质淡，脉虚缓。

◆ 临证加减

①脾虚气滞，胸脘痞闷，入陈皮。

②脾虚聚湿成痰，咳痰苔腻，或胃气失和，呕吐恶心，入半夏、陈皮。

③湿阻气滞，脘腹胀满，入陈皮、半夏、木香、砂仁。

◆ 现代运用

主要用于慢性胃炎、乙型肝炎、消化性溃疡、妊娠胎易动、小儿感染后脾虚综合征等属脾胃气虚者。

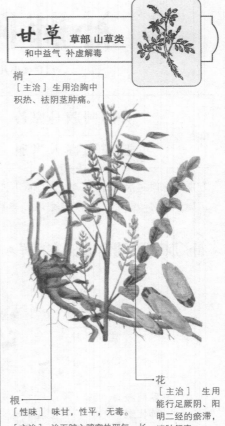

甘草　草部 山草类

和中益气 补虚解毒

梢 ［主治］ 生用治胸中积热、祛阴茎肿痛。

花 ［主治］ 生用能行足厥阴、阳明二经的瘀滞，消肿解毒。

根 ［性味］ 味甘，性平，无毒。

［主治］ 治五脏六腑寒热邪气，长肌肉，倍气力。

附 方

方名	组成	用法	功用	主治
六君子汤（《医学正传》）	四君子汤加陈皮、半夏各一钱	水煎服	健脾止呕，燥湿化痰	脾胃气虚兼痰湿。症见不思饮食、恶心泛呕，胸脘痞闷，大便不实，或咳嗽痰多稀白等
异功散（《小儿药证直诀》）	四君子汤加陈皮等分	研为细末，每服二钱，水一盏，生姜五片，大枣二枚，同煎至七分，食前温服	健脾益气，理气和胃	脾胃虚弱。症见食欲不振，或胸脘痞闷，或呕吐泄泻

药材真假识别

人参非正品之野豇豆：本品呈圆柱形或长纺锤形，顶端有残留草质茎痕。表面黄棕色，有纵皱纹及横向皮孔样瘢痕。气微，味淡，微有豆腥味。

补肺阿胶散

出自《小儿药证直诀》

鼠粘：即牛蒡子。

补肺阿胶马兜铃　　鼠粘甘草杏糯停

肺虚火盛人当服　　顺气生津嗽哽宁

哽：同"梗"，有东西堵塞喉咙咳不能下咽。

方解 补肺阿胶散出自钱乙的《小儿药证直诀》，具有养阴补肺，清热止咳之效，用于治疗肺虚有热，本方原用于治疗小儿肺虚有热。

补肺阿胶散方解

服药时间	服药次数	服药温度
饭后	日两服	温

※ 1斤≈500g　1两≈31.25g
1钱≈3.125g　1分≈0.3125g

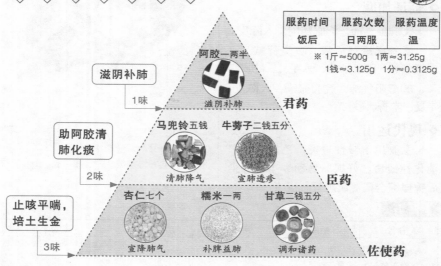

滋阴补肺
1味

阿胶一两半
滋阴补肺
君药

助阿胶清肺化痰
2味

马兜铃五钱　　牛蒡子二钱五分
清肺降气　　宣肺透疹
臣药

止咳平喘，培土生金
3味

杏仁七个　　糯米一两　　甘草二钱五分
宣降肺气　　补脾益肺　　调和诸药
佐使药

人参	白术	茯苓	炙甘草
0.33 元 /g	0.16 元 /g	0.06 元 /g	0.11 元 /g

※ 此价格为市场价，仅供参考

药材真假识别

阿胶正品：本品呈整齐的长方形块状，大小不一，常切成长10cm，宽4～4.5cm，厚1.68cm或0.8cm的小块。表面棕黑色或乌黑色，平滑，有光泽。对光透视略透明，边缘半透明；质硬酥脆，易碎；断面棕黑或乌黑色，平滑有光泽，气微，味微甘。

◆ **组成**

鼠粘子（牛蒡子）、甘草各二钱五分，马兜铃五钱，杏仁七个，糯米一两，阿胶一两半。

◆ **用法**

水煎，食后温服。

◆ **功效**

养阴补肺，清热止咳。

◆ **主治**

小儿肺虚有热。症见咳嗽气喘，咽喉干燥，喉中有痰响，或痰中带血丝，舌红少苔，脉细数。

◆ **现代运用**

临床可用于治疗小儿肺阴不足，成人也可服用，常用于治疗慢性支气管炎、支气管扩张属阴虚有热者。

秦艽扶羸汤

出自《仁斋直指方论》

秦艽扶**羸**鳖甲柴 　　地骨当归紫菀**偕** —— 偕：音邪。
一同。

羸：音雷。
瘦弱。

半夏人参兼炙草 　　**肺劳**蒸嗽服之**谐** —— 谐：音邪。
和谐。

肺劳：虚劳的一种，肺脏虚损所致。症见消瘦乏力，潮热自汗，声音嘶哑，咳嗽吐血，胸闷气短，舌红少苔，脉细数无力。

方解 秦艽扶羸汤出自《仁斋直指方论》，用时与姜、枣同煎，有补气养血、清热退蒸之功效，常用来治疗肺痨。肺痨是一种慢性虚损性疾病，多由忧虑耗气，阴阳两虚，热邪灼肺，或肺虚气阴两亏所致。

秦艽扶羸汤方解

君药 解肌热，退骨蒸		臣药 补阴血，除虚热		佐使药 益气血，和营卫	

柴胡二钱	秦艽一钱半	炙鳖甲一钱半	地骨皮一钱半	人参一钱半	当归一钱半
清热燥湿	祛风湿，清虚热	滋阴除蒸	清热凉血	大补元气	益气养血

药材真假识别

阿胶非正品之黄明胶：本品呈长方形块状，大小不一，常切成长3.7cm，宽2.8cm，厚0.6cm的小块。表面棕黑色，略带光泽。质硬而脆，易破碎，断面乌黑，具玻璃光泽。气微腥，味微甘。

紫菀一钱
温润入肺

半夏一钱
祛痰止嗽

姜三片
温脾阳，和营卫

枣一枚
健脾养胃，
益气养血

炙甘草一钱
调和诸药

服药时间：饭后　服药次数：日一服
服药温度：温

※ 1斤≈500g　1两≈31.25g　1钱≈3.125g
1分≈0.3125g

柴胡	秦艽	鳖甲	地骨皮	入参	当归
0.08元/g	0.08元/g	0.07元/g	0.03元/g	0.33元/g	0.05元/g
紫菀	半夏	姜	枣	炙甘草	
0.02元/g	0.12元/g	0.006元/g	0.02元/g	0.11元/g	

※ 此价格为市场价，仅供参考

◆ 组 成

秦艽、人参、当归、炙鳖甲、地骨皮各一钱半，紫菀、半夏、炙甘草各一钱，柴胡二钱。

◆ 用 法

加生姜三片，大枣一枚，水煎服。

◆ 功 效

清虚热，止咳嗽。

◆ 主 治

肺痨。症见消瘦无力，潮热易汗，声音沙哑，咳嗽吐血，胸闷气短，舌红少苔，脉细数无力。

◆ 使用注意

本方与秦艽鳖甲散均以清虚热为先，故现在归为清热剂。

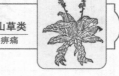

秦艽 草部 山草类
祛风湿　清湿热　止痹痛

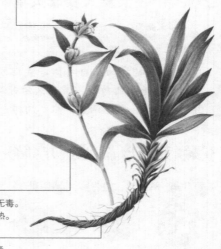

花
[性味] 味苦，性平，无毒。
[主治] 泄热益胆气。

叶
[性味] 味苦，性平，无毒。
[主治] 治胃热虚劳发热。

根
[性味] 味苦，性平，无毒。
[主治] 主寒热邪气，寒湿风痹，关节疼痛。

- - - - - - - - - - ● **药材真假识别** ● - - - - - - - - - -

柴胡正品：本品呈圆柱形或长圆锥形。根头部膨大，下部多有分枝。表面灰黑色或灰棕色，具纵皱纹支根痕及皮孔。质硬而韧，断面显片状纤维性，皮部薄，浅棕色，木部黄白色。气微香，味微苦。

升阳益胃汤

出自《脾胃论》

芪：黄芪，用以补气固卫。	**升阳益胃参术芪** **黄连半夏草陈皮**	**黄连**：用以退阴火。
苓泻：指茯苓、泽泻，用以泻热降浊。	**苓泻防风羌独活** **柴胡白芍姜枣随** **羌独活、柴胡**：有除湿升阳之效。	**芍**：用以和血敛阴。

方解 升阳益胃汤出自李东垣的《脾胃论》，用时可与姜、枣同煎，有健脾益气、升阳祛湿之效。脾主运化，喜燥而恶湿，其气以升为标。脾胃虚弱，运化失司，则饮食无味，食不消化；脾失健运，水谷不化而成湿邪，湿阻中焦，阻滞气机，故脘腹胀满；脾主四肢，湿邪凝滞，浸淫肌肉则身体肢节酸痛；中气虚则倦怠嗜睡；湿邪蕴而生热，津液不能上输而口干舌燥；湿热下注膀胱，则小解频数；脾属土，肺属金，脾气虚则肺气亦虚，不能固表则发恶寒。

升阳益胃汤方解

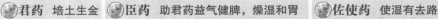

君药 培土生金　臣药 助君药益气健脾，燥湿和胃　佐使药 使湿有去路

黄芪二两	人参一两	白术三钱	炙甘草一两	陈皮四钱	半夏一两
益气固表	大补元气	健脾燥湿	调和诸药	理气和胃	燥湿化痰

柴胡三钱	防风五钱	羌活五钱	独活五钱	泽泻三钱	茯苓三钱	白芍五钱	黄连二钱
清热燥湿	解表祛风	散风祛湿	祛风胜湿	利水渗湿	健脾渗湿	活血化瘀	清热泻火

服药时间：早饭后　服药次数：日一服
服药温度：温

※ 1斤≈500g　1两≈31.25g　1钱≈3.125g
1分≈0.3125g

药材真假识别

紫菀非正品之滇紫菀：根茎呈不规则块状，顶端有茎基及叶柄残基，下端有多数圆柱形细根。根长7～15cm，表面浅棕褐色或棕黄色，有纵皱。质实而脆，折断面略显粉性。气特异，味淡微苦而发凉。

黄芪	人参	白术	炙甘草	陈皮	半夏	柴胡
0.08元/g	0.33元/g	0.16元/g	0.11元/g	0.03元/g	0.12元/g	0.08元/g
防风	羌活	独活	泽泻	茯苓	白芍	黄连
0.08元/g	0.09元/g	0.012元/g	0.014元/g	0.06元/g	0.07元/g	0.15元/g

※ 此价格为市场价，仅供参考

◇ 组 成

人参、半夏、炙甘草各一两，羌活、独活、防风、白芍各五钱，白术、茯苓、泽泻、柴胡各三钱，黄连二钱，黄芪二两，陈皮四钱。

◇ 用 法

上药研为粗末，每次服三钱，入姜、枣，水煎服。

◇ 功 效

健脾益气，升阳祛湿。

◇ 主 治

脾胃气虚，兼遇湿邪。症见怠惰嗜卧，饮食无味，体酸重，肢节痛，口苦舌干，大便不利，小便频数，或见恶寒，舌淡苔白腻，脉沉无力。

◇ 现代运用

临床多用于慢性胃肠炎、胃及十二指肠球部溃疡、胃扭转、慢性胆囊炎等病，以面白、倦怠、食少、腹胀、肢体沉重、口苦口干为辨证要点。现代药理研究表明，本方可兴奋垂体–肾上腺系统，可促进蛋白质合成，同时又能抗菌镇静、消炎、降压，进而提高机体免疫力。

泽泻 草部 水草类

利小便 清湿热

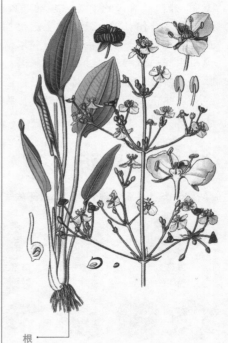

根

[性味]味甘，性寒，无毒。

[主治]主风寒湿痹，乳汁不通，能养五脏，益气力。

• • • • • • • **药材真假识别** •

白术正品：表面灰黄色或灰棕色，有明显瘤状突起、断续的纵沟纹和须根痕。顶端有茎基和不甚明显的芽痕，下端两侧膨大呈瘤状。质坚实，不易折断。气清香，味甘，微辛，嚼之略带黏性。

小建中汤

出自《伤寒论》

小建中汤芍药多	桂姜甘草大枣和
更加饴糖补**中脏**	虚劳腹冷服之**瘳** ——瘳：病情痊愈。
增入黄芪名亦**尔**	表虚身痛效无过
又有建中十四味	**阴斑**劳损起**沉疴** ——沉疴：重病。
十全大补加附子	麦夏苏蓉仔细**哦** ——哦：音鹅。吟咏。

中脏：今指脾胃，因脾胃位于中焦，故名中脏。

尔：如此，这样。

阴斑：斑的类型之一，亦称阴证发斑。

方解 小建中汤出自《伤寒论》，具有温中补虚，和里缓急之功效，用于治疗虚劳里急证。本方所治虚证，皆因中焦虚寒，气血生化不足所致。

小建中汤方解

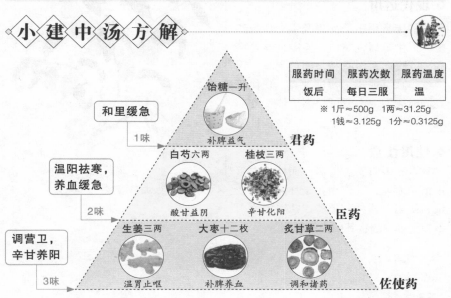

服药时间	服药次数	服药温度
饭后	每日三服	温

※ 1斤≈500g　1两≈31.25g
　1钱≈3.125g　1分≈0.3125g

和里缓急
1味
饴糖一升
补脾益气
君药

温阳祛寒，养血缓急
2味
白芍六两　桂枝三两
酸甘益阴　辛甘化阳
臣药

调营卫，辛甘养阳
3味
生姜三两　大枣十二枚　炙甘草二两
温胃止呕　补脾养血　调和诸药
佐使药

药材真假识别

半夏正品：本品呈类球形。直径1～1.5cm。表面白色或浅黄色，顶端有凹陷的茎痕，周围密布麻点状根痕，下端钝圆，较光滑。质坚实，断面洁白，富粉性。气微，味辛辣，麻舌而刺喉。

饴糖	白芍	桂枝	生姜	大枣	炙甘草
0.015元/g	0.07元/g	0.03元/g	0.006元/g	0.02元/g	0.11元/g

※ 此价格为市场价，仅供参考

◆ 组 成

白芍六两，桂枝三两，炙甘草二两，生姜三两，大枣十二枚，饴糖一升。

◆ 用 法

水煎服。

◆ 功 效

温中补虚，和里缓急。

◆ 主 治

虚劳里急。症见腹中时阵痛，喜温喜按，舌淡苔白，脉细弦；或虚劳而心中动悸，虚烦不安，面色无华，或手足发热，咽干口燥。

◆ 现代运用

临床常用于治疗胃及十二指肠溃疡、再生障碍性贫血、神经衰弱等疾病，以腹痛喜温喜按，面色无华，舌淡红，脉沉或虚为辨证要点。现代研究同时表明，本方可提高机体免疫功能。

◆ 使用注意

本方多归属温里剂，而就本方重用饴糖而论，其作用在于补脾益气，调和阴阳。桂枝、生姜二味温中之力不如干姜，故将其归为补益剂。

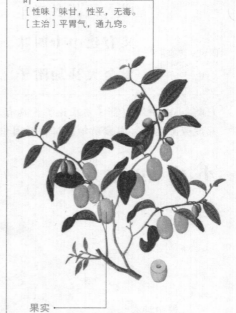

枣　果部 五果类

润心肺 止咳 补五脏

叶
[性味] 味甘，性平，无毒。
[主治] 平胃气，通九窍。

果实
[性味] 味甘，性平，无毒。
[主治] 主心腹邪气，安中，养脾气。

药材真假识别

防风正品：本品呈长圆锥形或长圆柱形，稍弯曲。长15～30cm，直径0.5～2cm。表面灰棕色，粗糙，有多数横长皮孔、纵皱纹及点状突起的根痕。体轻，易折断，断面不平坦，有放射状纹理。气特异，味微甘。

百合固金汤

出自《慎斋遗书》

| 固金：肺属金，此方以百合为主，有固护肺阴之效，故称"固金"。 | 百合 固金 二地黄　玄参贝母桔甘 藏 ——藏：收存。
麦冬芍药当归配　喘咳痰血肺家伤 |

方解 百合固金汤出自《慎斋遗书》，此方可润肺滋肾，化痰止咳，用于治疗肺肾阴虚，虚火上炎。症见咳嗽气喘，痰有血丝，咽喉燥痛，骨蒸潮热，夜间盗汗，舌红少苔，脉细数。肺肾阴液相互滋养，肺津充足可充盈肾水，肾阴充沛则上养肺金，故有"金水相生"之说。

百合固金汤方解

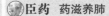

君药 滋补肾阴，清热止咳　**臣药** 药滋养肺　**佐使药** 养血柔肝

| 百合一钱
滋阴润肺 | 生地黄二钱
滋阴养血 | 熟地黄三钱
凉血补血 | 麦冬一钱半
润肺清心 | 玄参八分
泻火解毒 | 贝母一钱
化痰散结 | 桔梗八分
止咳化痰 |

 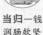

| 当归一钱
润肠软坚 | 白芍一钱
活血化瘀 | 生甘草一钱
清热泻火 |

服药时间：不拘时服　服药次数：日两服
服药温度：温

※ 1斤≈500g　1两≈31.25g　1钱≈3.125g
1分≈0.3125g

百合	生地黄	熟地黄	麦冬	玄参	贝母	桔梗	当归	白芍	生甘草
0.06元/g	0.09元/g	0.1元/g	0.05元/g	0.01元/g	2.6元/g	0.05元/g	0.05元/g	0.07元/g	0.11元/g

※ 此价格为市场价，仅供参考

药材真假识别

防风非正品之云防风：本品呈圆柱形或圆锥形，稍弯曲，长10～18cm，直径0.5～1cm。表面呈红棕色，具纵向皱纹及皮孔样突起。质软，易折断，断面平坦。皮部浅棕色，木质部黄白色。

◆ 组 成

　　百合、白芍、当归、贝母、生甘草各一钱，玄参、桔梗各八分，麦冬一钱半，生地黄二钱，熟地黄三钱。

◆ 用 法

　　水煎服。

◆ 功 效

　　养阴清热，润肺化痰。

◆ 主 治

　　肺肾阴亏，虚火上炎。症见咳嗽气喘，口干，痰中带血，咽喉疼痛，头晕，午后潮热，舌红少苔，脉细数。

◆ 使用注意

　　临床常用于治疗肺结核、支气管哮喘、支气管扩张、自发性气胸等属肺肾阴虚证，以咳嗽、咽喉痛、舌红少苔、脉细数为辨证要点。

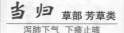

当 归　草部 芳草类

泻肺下气　下痰止咳

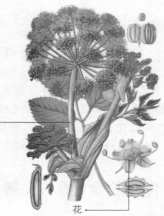

茎
[性味] 味甘，性温，无毒。
[主治] 主咳逆上。

花
[性味] 味甘，性温，无毒。
[主治] 主妇人漏下、不孕不育。

益气聪明汤

出自《东垣试效方》

| 益气聪明汤蔓荆 | 升葛参芪黄柏并 |
| 再加芍药炙甘草 | 耳聋 目障 服之清 |

目障：障，障碍。
目障，指视物不清。

方解　益气聪明汤出自《东垣试效方》，具有益气升阳，聪耳明目之功效。饮食劳倦损伤脾胃，使得中气不足，清阳不升，水谷精气不能运达至头面耳目，加之风热上扰，则现头昏，视力减退，耳聋，耳鸣等症。

药材真假识别

白芍正品：本品呈圆柱形，多顺直。长5～18cm，直径1～2.5cm。表面类白色至红棕色，有纵皱纹及细根痕，偶有残存的棕褐色外皮。质坚实，不易折断，断面较平坦，具放射状纹理。气微，味微苦、酸。

益气聪明汤方解

君药 意在治本		佐使药 鼓舞清阳，上行头目					

黄芪五钱	人参五钱	葛根三钱	升麻一钱半	蔓荆子三钱	白芍二钱	黄柏二钱	炙甘草一钱
温补脾阳	大补元气	祛烦止渴	清热升阳	清利头目	养血平肝	清热泻火	调和诸药

服药时间：临卧及五更服　服药次数：日两服
服药温度：温

※ 1斤≈500g　1两≈31.25g　1钱≈3.125g
1分≈0.3125g

黄芪	人参	葛根	升麻	蔓荆子	白芍	黄柏	炙甘草
0.08元/g	0.33元/g	0.01元/g	0.022元/g	0.01元/g	0.07元/g	0.02元/g	0.11元/g

※ 此价格为市场价，仅供参考

◆ 组 成

黄芪、人参各五钱，葛根、蔓荆子各三钱，白芍、黄柏各二钱，升麻一钱半，炙甘草一钱。

◆ 用 法

水煎服。

◆ 功 效

补中益气，助升清阳。

◆ 主 治

中气虚，清阳不升。症见目内生障，视物不清，耳鸣，耳聋等。

独 参 汤

出自《十药神书》

独参功擅得嘉名	血脱脉微可返生
一味人参浓取汁	应知专任力方宏

擅：长于；善于。

方解 独参汤出自《十药神书》，方剂单由人参组成。人参为治虚劳内伤第一要药，凡一切气、血、津液不足及暴脱之证皆可服之。

···· **药材真假识别** ····

白芍非正品之云白芍：本品呈圆柱形，长10~18cm，直径1~2.5cm。外表灰黄色至棕黄色，有明显纵纹及须根痕。质坚实，不易折断，断面浅黄色，略角质，木部具放射状纹理。气微香，味微苦、酸。

◆ **组 成**
　　人参。

◆ **用 法**
　　浓煎取汁。

◆ **功 效**
　　大补元气。回阳固脱，兼有养血活

血之功，对于产后失血过多，阳气虚浮
欲脱所致的产后昏厥有急救之功。

◆ **主 治**
　　元气欲脱。症见突然出血不止，
大汗出，面色苍白，气短脉微等。

当归补血汤

出自《内外伤辨惑论》

> 当归补血有奇功　　归少芪多力最雄
>
> 更有芪防同白术　　别名止汗玉屏风

方解　当归补血汤出自李杲的《内外伤辨惑论》，方剂由黄芪、当归组成，具有益气生血功效，多用于治劳倦内伤、气血虚、阳浮于外之虚热证。

当归补血汤方解

君药　补气生血	臣药　养血和血

　　黄芪一两
　补血活血，阳气阴长

　　当归二钱
　　补血活血

服药时间：早饭前　**服药次数：**日一服
服药温度：温

※ 1斤≈500g　1两≈31.25g　1钱≈3.125g
　　1分≈0.3125g

药材真假识别

肉苁蓉非正品之沙苁蓉：本品与肉苁蓉相似，主要不同点为茎呈圆柱形，稍扁，鳞窄短。质硬，无柔性。

黄芪	当归
0.08元/g	0.05元/g

※ 此价格为市场价，仅供参考

◆ **组 成**

黄芪一两，当归二钱。

◆ **用 法**

水二盏，煎至一盏，去滓空腹温服。

◆ **功 效**

补气生血。

◆ **主 治**

血虚发热。症见肌热面红，烦渴欲饮，脉洪大且虚，重按无力。

◆ **使用注意**

阴虚发热证忌用。

附 方

方名	组成	用法	功用	主治
玉屏风散	黄芪六两，白术、防风各二两	水煎服	益气，固表，止汗	表虚自汗以及易感风邪者

七宝美髯丹

出自《医方集解》

七宝美**髯**何首乌　　菟丝牛膝茯苓俱

髯：胡须。

骨脂枸杞当归合　　专益肾肝精血虚

方解 七宝美髯丹出自《医方集解》引邵氏方，方剂由何首乌、菟丝子、牛膝、当归、枸杞子、茯苓、补骨脂组成，主治肝肾不足，精血亏虚。肾水亏损，气血不足易致须发早白，牙齿松动，梦遗滑精，筋骨无力等症。方中诸药相配，补益精血，兼顾其阳，使其"阳生阴长"，常服此方，则肝肾强壮，精血充足，须发秀美，故名"七宝美髯丹"。

- - - - - - - - - - - - - - **药材真假识别** - - - - - - - - - - - - - - -

补骨脂非正品之曼陀罗子：本品略呈肾形，稍扁平。表面黑色、灰黑色或棕黑色，不规则隆起，具细密的点状小凹坑。背侧呈弓形隆起，腹侧的下方有一楔形种脐，中间为一裂口状种孔。胚乳白色，胚弯曲，具油性。

七宝美髯丹方解

服药时间	服药次数	服药温度
饭后	早晚各一丸	淡盐温水

※ 1斤≈500g　1两≈31.25g
1钱≈3.125g　1分≈0.3125g

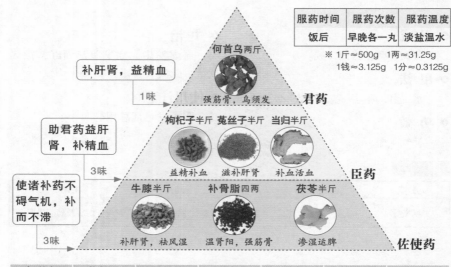

补肝肾，益精血 —— 1味 —— 何首乌两斤 强筋骨，乌须发 **君药**

助君药益肝肾，补精血 —— 3味 —— 枸杞子半斤（益精补血）　菟丝子半斤（滋补肝肾）　当归半斤（补血活血）**臣药**

使诸补药不碍气机，补而不滞 —— 3味 —— 牛膝半斤（补肝肾，祛风湿）　补骨脂四两（温肾阳，强筋骨）　茯苓半斤（渗湿运脾）**佐使药**

何首乌	枸杞子	菟丝子	当归	牛膝	补骨脂	茯苓
0.02元/g	0.04元/g	0.03元/g	0.05元/g	0.018元/g	0.009元/g	0.06元/g

※ 此价格为市场价，仅供参考

◆ 组 成

何首乌（大者）赤白各一斤，菟丝子、牛膝、当归、枸杞子、茯苓各半斤，补骨脂四两。

◆ 用 法

上药碾为细末，炼蜜丸，早、晚各服一丸，淡盐温水送服。

◆ 功 效

补肾水，益肝血，乌发。

◆ 主 治

肝肾不足。症见早白发，脱发，齿牙松动，腰膝酸软，梦遗滑精，肾虚不育等。

药材真假识别

何首乌正品：本品呈纺锤形或团块状。表面红棕色或红褐色，凹凸不平，有不整齐的纵沟和细密的皱纹。顶端有根茎残基，另一端有根痕。药材切片表面呈浅红棕色或浅粉红色，凹凸不平。气微，味苦涩。

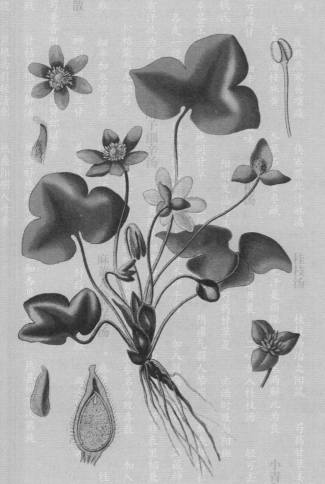

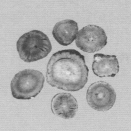

第二章

发表之剂

发表,即汗法。表就是肌表,发表之剂,就是利用汗法治疗外感表证初起的方剂。人体外感六淫之邪并侵犯体表,进而恶寒与发热并现,头身疼痛,舌苔薄,脉浮。由于病邪性质有寒热的不同,患者体质有虚实之差别,因此解表剂相应地分为辛温解表、辛凉解表、扶正解表三类,属『八法』中的『汗法』。

麻黄汤

出自《伤寒论》

伤寒：病名。指狭义的伤寒，为外受寒邪，感而即发的病变。

麻黄汤中用桂枝　杏仁甘草四般施 —— 施：施用。

发热恶寒头项痛　伤寒服此汗淋漓 —— 淋漓：湿淋淋往下漓，形容汗出过多。

方解 麻黄汤出自《伤寒论》，方剂有发汗解表，宣肺平喘之功效，常用于治疗外感风寒表实证。本方是治疗外感风寒表实证的代表方剂，寒为阴邪，易损阳气，寒性凝滞，主收引。

麻黄汤方解

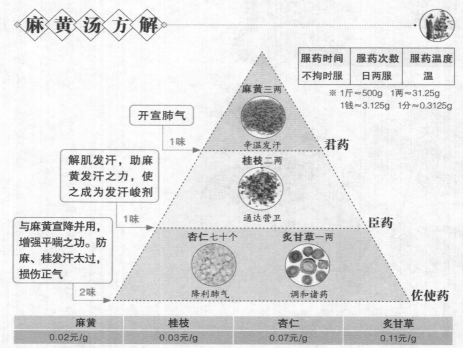

服药时间	服药次数	服药温度
不拘时服	日两服	温

※ 1斤≈500g　1两≈31.25g
1钱≈3.125g　1分≈0.3125g

开宣肺气

1味　麻黄三两　辛温发汗 —— 君药

解肌发汗，助麻黄发汗之力，使之成为发汗峻剂

1味　桂枝二两　通达营卫 —— 臣药

与麻黄宣降并用，增强平喘之功。防麻、桂发汗太过，损伤正气

2味　杏仁七十个　降利肺气　炙甘草一两　调和诸药 —— 佐使药

麻黄	桂枝	杏仁	炙甘草
0.02元/g	0.03元/g	0.07元/g	0.11元/g

※ 此价格为市场价，仅供参考

药材真假识别

麻黄正品：本品呈细长圆柱形，少分枝，直径0.1～0.2cm，有的带少量棕色木质茎。表面淡绿色至黄绿色，有细纵脊线，触之微有粗糙感。体轻，质脆，易折断，断面略呈纤维性。气微香，味涩，微苦。

◇ 组 成

麻黄三两，桂枝二两，杏仁七十个，炙甘草一两。

◇ 用 法

上述四味药，以水九升，先煮麻黄，去二升，除上沫，内入诸药，煮取二升半，去渣，温服八合。覆取微似汗，不须啜粥，余如桂枝法将息（现代用法：水煎服）。

◇ 功 效

解表发汗，宣肺平喘。

◇ 主 治

外感风寒表实证。症见恶寒发热，诸身疼痛，无汗且喘，舌苔淡白，脉浮紧。

◇ 临证加减

①外感风寒较轻，无须强力发汗，见头身疼痛不甚、鼻塞咳嗽、胸满气短者，去方中桂枝（《和剂局方》三拗汤），入苏叶、荆芥。

②肺郁生痰，咳痰气急者，加苏子、橘红、赤茯苓、桑白皮（《和剂局方》华盖散）。

③风寒郁热，心烦口渴者，加石膏、黄芩；风寒有湿，无汗而头身重痛、舌苔白腻者，加苍术或白术（《金匮要略》麻黄加术汤）。

④风湿郁热，易桂枝，加薏苡仁（《金匮要略》麻杏苡甘汤）。

◇ 现代运用

临床常用于治疗感冒、体热、咳嗽气喘、水肿等属风寒表实证者，以恶寒发热，无汗且喘，脉浮紧为辨证要点。现代研究表明，麻黄汤可发汗解热，还可镇咳、祛痰、平喘，增强机体的免疫力。主要用于感冒、流行性感冒、小儿高热、支气管哮喘、类风湿性关节炎、荨麻疹、银屑病等。

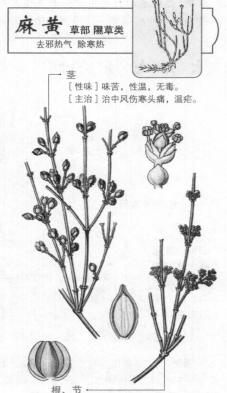

麻黄 草部 隰草类

去邪热气 除寒热

茎
[性味] 味苦，性温，无毒。
[主治] 治中风伤寒头痛，温疟。

根、节
[性味] 味甘，性平，无毒。
[主治] 能止汗，夏季用杂粉扑上。

麻黄非正品之丽江麻黄：本品茎枝呈长圆柱形，较粗壮，直径0.15～0.4cm，节间长2～6cm。节上有膜质鞘状叶，长0.2～0.4cm，棕色或棕褐色，基部1/2处合生。上部2裂，偶尔3裂，裂片钝三角形。

大青龙汤

出自《伤寒论》

大青龙汤桂麻黄　　杏草石膏姜枣**藏**——藏：在内。

太阳无汗兼烦躁　　风寒两解此为良

方解 大青龙汤出自张仲景的《伤寒论》，具有发汗解表，兼清里热之功，用于治疗外感风寒，兼有里热者，外感风寒表实重证为本方主证。

大青龙汤方解

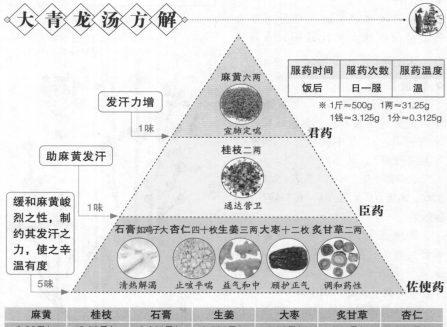

发汗力增
1味

助麻黄发汗
1味

缓和麻黄峻烈之性，制约其发汗之力，使之辛温有度
5味

麻黄六两
宣肺定喘
君药

桂枝二两
通达营卫
臣药

石膏如鸡子大 杏仁四十枚 生姜三两 大枣十二枚 炙甘草二两
清热解渴　止咳平喘　益气和中　顾护正气　调和药性
佐使药

服药时间	服药次数	服药温度
饭后	日一服	温

※ 1斤≈500g　1两≈31.25g
1钱≈3.125g　1分≈0.3125g

麻黄	桂枝	石膏	生姜	大枣	炙甘草	杏仁
0.02元/g	0.03元/g	0.001元/g	0.006元/g	0.02元/g	0.11元/g	0.07元/g

※ 此价格为市场价，仅供参考

药材真假识别

大枣正品：本品呈椭圆形或圆形，基部凹陷，有短果梗。表面暗红色，具光泽，有不规则皱纹。外皮薄，果肉棕黄色或淡褐色，质柔软，油润；果核纺锤形，表面粗糙，两端锐尖，质坚硬。气微香，味甜。

◆ **组 成**

麻黄六两，桂枝、炙甘草各二两，杏仁四十粒，石膏如鸡子大，生姜三两，大枣十二枚。

◆ **用 法**

水煎服。取微似汗，汗出多者，以温粉扑之。

◆ **功 效**

发汗解表，清热解烦。

◆ **主 治**

外感风寒。症见汗不易出且烦躁，身痛，脉浮紧。

◆ **现代运用**

临床常用于治疗感冒、流行性感冒、支气管炎等属外寒里热者，以恶寒发热，烦躁，无汗，脉浮紧为辨证要点。

◆ **使用注意**

本方发汗力强，风寒表虚自汗者，不可服用。

十 神 汤

出自《太平惠民和剂局方》

> 十神汤里葛升麻　　陈草芎苏白芷加
>
> 麻黄赤芍兼香附　　 时邪 感冒效堪夸
>
> 时邪：指四时气候异常变化时发生传染性和流行性的疾病。

方解 十神汤出自《太平惠民和剂局方》，具有发表散寒，理气之功。因方由十味药组成，药效如神，故名"十神汤"。

十神汤方解

🌿**君药** 解肌发表，升津除烦　　🌿**臣药** 散表邪，止头痛

葛根十四两	升麻四两	麻黄四两	紫苏叶四两	白芷四两	川芎四两
解肌退热	发表解毒	功专止汗	解表宽中	散明阳之风	止风痛

药材真假识别

大枣非正品之沙枣：本品呈矩圆形或近球形。长1～2.5cm，直径0.7～1.5cm。表面红棕色，果肉淡黄白色，疏松，细颗粒状；果核卵形，表面有灰白色至灰棕色棱线和褐色条纹8条。气微香，味甜、酸、涩。

佐使药 疏肝理脾，通阳解表

香附四两	陈皮四两	赤芍四两	生姜五片	葱白三茎	炙甘草四两
行气解郁	理气健胃	清热和营	散寒温中	解表通阳	调和药性

服药时间：饭后　服药次数：日一服
服药温度：温

※ 1斤≈500g　1两≈31.25g　1钱≈3.125g
　1分≈0.3125g

葛根	升麻	麻黄	紫苏叶	白芷	川芎	香附	陈皮	赤芍	生姜	葱白	炙甘草
0.01	0.022	0.02	0.013	0.009	0.02	0.01	0.03	0.03	0.006	0.002	0.11
元/g	元/g	元/g	元/g	元/g	元/g	元/g	元/g	元/g	元/g	元/g	元/g

※ 此价格为市场价，仅供参考

◆ 组 成

葛根十四两，升麻、陈皮、炙甘草、川芎、紫苏叶、白芷、麻黄、赤芍、香附各四两。

◆ 用 法

加生姜五片，带须葱白三茎，水煎温服。

◆ 功 效

解肌发表，理气和中。

◆ 主 治

感冒风寒，郁而化热。症见恶寒渐轻，身热增加，口微渴，无汗头痛，烦闷，胸脘痞闷，不思饮食，舌苔薄白或薄黄，脉浮。

人参败毒散

出自《太平惠民和剂局方》

人参败毒茯苓草	枳桔柴前羌独芎
薄荷少许姜三片	四时 感冒有奇功
去参名为败毒散	加入消风治亦同

四时：同"时行"。指四时气候异常变化时发生传染性和流行性的疾病。

方解 出自《太平惠民和剂局方》，具有散寒祛湿，益气解表之功。因其可培补正气，败其毒邪，人参又起到了重要的作用，故名"人参败毒散"。

- - - - - ▶ **药材真假识别** ◀ - - - - -

羌活正品：本品呈圆柱形，长3~14cm，直径0.5~2.8cm。顶端残留茎痕，少数分枝。表面棕褐色至黑褐色，外皮脱落处呈黄棕色，具密集而隆起的环节，节上有多数瘤状突起的芽痕或根痕。体轻，质脆。

人参败毒散方解

| 君药 辛温发散 | | 臣药 发散解肌 | | 佐药 散中有补 | | |

    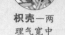

| 羌活—两 | 独活—两 | 柴胡—两 | 川芎—两 | 桔梗—两 | 枳壳—两 | 前胡—两 |
| 止风痛 | 祛风胜湿 | 解肌退热 | 行气散风 | 宣肺利膈 | 理气宽中 | 降气祛痰 |

| 茯苓—两 | 人参—两 | 薄荷—两 | 生姜—两 | 甘草五钱 |
| 渗湿化痰 | 扶正祛邪 | 解表清热 | 散寒发汗 | 调和诸药 |

服药时间: 饭后　**服药次数:** 日两服

服药温度: 温

※ 1斤≈500g　1两≈31.25g　1钱≈3.125g
1分≈0.3125g

羌活	独活	柴胡	川芎	桔梗	枳壳
0.09元/g	0.012元/g	0.08元/g	0.02元/g	0.05元/g	0.018元/g
前胡	茯苓	人参	薄荷	生姜	甘草
0.05元/g	0.06元/g	0.33元/g	0.006元/g	0.006元/g	0.11元/g

※ 此价格为市场价, 仅供参考

◆ 组 成

人参、羌活、独活、柴胡、前胡、川芎、枳壳、桔梗、茯苓各一两, 甘草五钱。

◆ 用 法

上药研为末, 每服二钱, 入生姜、薄荷煎(现代用法:按原方比例酌定用量, 作汤剂, 水煎服)。

◆ 功 效

散寒祛湿, 益气解表。

◆ 主 治

气虚外感风寒湿。症见憎寒高热, 头项痛, 肢体酸痛, 无汗, 鼻塞声重, 咳嗽有痰, 胸膈痞满, 舌淡苔白, 脉浮而按之无力。

◆ 临证加减

气不虚者, 去人参;内停湿浊, 寒热往来, 舌苔厚腻, 加草果、槟榔, 用以燥湿化浊, 行气散结;内有蕴热, 口苦苔黄, 加黄芩以清里热。疮疡初发, 去人参;风热蕴毒, 加银花、连翘以散结消肿, 清热解毒;风寒郁滞, 寒热无汗, 去薄荷、生姜, 加荆芥、防风;风毒瘾疹, 加蝉蜕、苦参以疏风止痒, 清

药材真假识别

羌活非正品之云南羌活:药材为伞形科植物心叶棱子芹的根及根茎, 此品种常分为龙头羌与蛇头羌。

热祛湿。

◆ **现代运用**

　　临床多用于感冒、流行性感冒、支气管炎、过敏性皮炎、湿疹、荨麻疹、皮肤瘙痒等属正气虚，外感风寒

湿邪者，以恶寒高热，头身疼痛，无汗，脉浮重按无力为辨证要点。

◆ **使用注意**

　　外感风热、邪已入生热及阴虚外感者，均忌用。

附 方

方名	组成	用法	功用	主治
败毒散	患者体质不虚，可减去人参	水煎服	同"人参败毒散"	同"人参败毒散"
消风败毒散	人参败毒散与消风散（见祛风之剂）同用	加生姜同煎服	同"人参败毒散"与"消风散"	同"人参败毒散"与"消风散"

九味羌活汤

出自《此事难知》

> 九味羌活用防风　　细辛苍芷与川芎
> 黄芩生地同甘草　　三阳解表益姜葱
> 阴虚气弱人禁用　　加减临时再变通

三阳：太阳经、阳明经、少阳经。

方解 九味羌活汤为张元素方，出自王好古《此事难知》，具有发汗祛湿，兼清里热之功，用于治疗外感风寒湿邪，兼有里热者。风寒束表，阳气郁遏，故恶寒发热头痛；寒湿阻滞经络，气血运行不畅，故肢体酸楚疼痛；内有蕴热，故口苦而微渴；舌苔薄白微腻，脉浮为寒湿之邪在表。张元素鉴于宋代以前治疗表证，多用发汗，而少用祛湿，且有"有汗不得服麻黄，无汗不得服桂枝"之说，故创立了此方，以代麻黄、桂枝、青龙、各半等汤。因本方由九味药组成，以羌活为主药，故名"九味羌活汤"。

- -
药材真假识别

苍术正品之茅苍术：本品呈不规则连珠状或结节状，长3～10cm，直径1～2cm。表面灰棕色，顶端具茎痕或残留茎基。质硬，易折断。气香特异，味微甜、辛、苦。

九味羌活汤方解

君药 发汗解表

羌活一钱半
散寒祛湿

臣药 发汗祛湿

防风一钱半
祛风解表

苍术一钱半
燥湿健脾

佐使药 助君药解表

细辛五分
搜少阴之风

川芎一钱
祛风止痛

白芷一钱
治阳明经头痛

黄芩一钱
清上焦在里之蕴热

生地黄一钱
清热生津

甘草一钱
调和诸药

服药时间：饭后　服药次数：日一服
服药温度：温

※ 1斤≈500g　1两≈31.25g　1钱≈3.125g
1分≈0.3125g

羌活	防风	苍术	细辛	川芎	白芷	黄芩	生地黄	甘草
0.09元/g	0.08元/g	0.05元/g	0.07元/g	0.02元/g	0.009元/g	0.017元/g	0.09元/g	0.11元/g

※ 此价格为市场价，仅供参考

◆ 组 成

羌活、防风、苍术各一钱半，细辛五分，川芎、白芷、生地黄、黄芩、甘草各一钱。

◆ 用 法

水煎服。若急汗热服，以羹粥投入；若缓汗温服，而不用汤投之也。

◆ 功 效

发汗祛湿，兼清里热。

◆ 主 治

外感风寒湿邪。症见恶寒发热，肌表无汗，肢体酸痛，头痛项强，口苦而渴，舌苔薄白微腻，脉浮。

◆ 临证加减

无口苦口渴，去黄芩、生地黄；苔白厚腻，去黄芩、生地黄，重用苍术，加枳壳、厚朴，以增行气化湿之力。

◆ 现代运用

主要用于感冒，还常用于风湿性关节炎、急性荨麻疹、坐骨神经痛、周围性面瘫、带状疱疹后遗神经痛等。

◆ 使用注意

风热表证、里热亢盛及阴虚内热者不宜服用本方。

药材真假识别 •••••••••••

苍术非正品之关苍术：本品呈结节状圆柱形，长4～12 cm，直径1～2.5 cm。表面深棕色。质轻，折断面不平坦，呈纤维性。气特异，味辛、微苦。

葛根汤

出自《伤寒论》

襄：辅助。

葛根汤内麻黄襄　　**二味加入桂枝汤**

轻可去实：用轻清疏解的药物，以治疗风湿初起的表实证。

轻可去实因无汗　　**有汗加葛无麻黄**

方解 葛根汤出自张仲景的《伤寒论》，具有发汗解表，濡润筋脉之功。用于治疗外感风寒，筋脉失养证。风寒外袭肌表，故见恶寒发热，头痛，无汗；风寒外闭，邪伤筋脉，津液亏损，故见项背强痛。北齐徐之才在《十剂》中说："轻可去实"，轻，指葛根、麻黄二药，二药味辛，属轻扬发散药，可祛除主要表现为无汗的表实证。因以葛根为主药，方为汤剂，故名"葛根汤"。

葛根汤方解

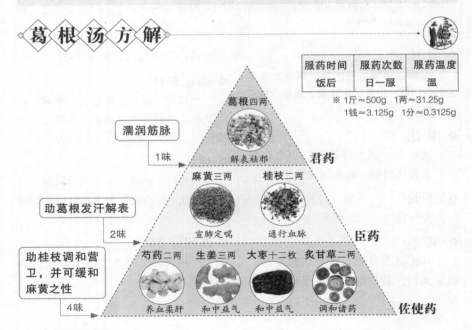

服药时间	服药次数	服药温度
饭后	日一服	温

※ 1斤≈500g　1两≈31.25g
1钱≈3.125g　1分≈0.3125g

濡润筋脉

1味　葛根四两　解表祛邪　**君药**

助葛根发汗解表

2味　麻黄三两　宣肺定喘　桂枝二两　通行血脉　**臣药**

助桂枝调和营卫，并可缓和麻黄之性

4味　芍药二两　养血柔肝　生姜三两　和中益气　大枣十二枚　和中益气　炙甘草二两　调和诸药　**佐使药**

药材真假识别

升麻非正品之单穗升麻：本品为不规则的长条块状。长8～15cm，直径1～1.5cm。表面棕黑色至棕黄色，圆形茎基直径0.7～1.5cm，下面有多数细根及根痕。质坚硬，断面木部黄色呈放射状。

葛根	麻黄	桂枝	芍药	生姜	大枣	炙甘草
0.01元/g	0.02元/g	0.03元/g	0.07元/g	0.006元/g	0.02元/g	0.11元/g

※ 此价格为市场价，仅供参考

◆ 组 成

葛根四两，麻黄、生姜各三两，桂枝、炙甘草、芍药各二两，大枣十二枚。

◆ 用 法

水煎温服。

◆ 功 效

发汗解表，濡润筋脉。

◆ 主 治

外感风寒，筋脉失养。症见恶寒发热，头痛项强，苔薄白，无汗，脉浮紧。

◆ 现代运用

临床常用本方治疗感冒、流感、胃肠炎、肩部急性扭伤、痢疾、慢性劳损等初起见有关节疼痛，项背强痛者。现代研究表明，本方具有抗病毒及抗菌、解热发汗、扩张冠脉血管、抗过敏的作用。

芍 药 草部 芳草类

治疗骨蒸 潮热

花
[性味]味苦，性平，无毒。
[主治]可通利血脉，缓中，散恶血，逐贼血。

叶
[性味]味苦，性平，无毒。
[主治]主邪气腹痛，除血痹，破坚积。

药材真假识别

白芍正品：本品呈圆柱形，多顺直。长5～18cm，直径1～2.5cm。表面类白色至红棕色，有纵皱纹及细根痕，偶有残存的棕褐色外皮。质坚实，不易折断，断面较平坦，木部具放射状纹理。气微，味微苦、酸。

27

麻黄人参芍药汤

出自《脾胃论》

麻黄人参芍药汤　　桂枝五味麦冬襄

归芪甘草汗兼补　　虚人外感服之康

方解 麻黄人参芍药汤出自李东垣《脾胃论》，具有益气养阴，发表散寒之功，主治气阴两虚而感受风寒表邪证。

麻黄人参芍药汤方解

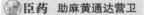

君药 发汗散寒	臣药 助麻黄通达营卫	佐使药 气阴双补

麻黄一钱
宣肺定喘

桂枝五分
发汗祛邪

人参三分
大补元气

黄芪一钱
补中益气

当归一钱
补血活血

白芍一钱
养血敛阴

麦冬三分
滋阴除烦

五味子五粒
敛肺生津

炙甘草一钱
调和诸药

服药时间：饭后　服药次数：日一服
服药温度：温

※ 1斤≈500g　1两≈31.25g　1钱≈3.125g
　1分≈0.3125g

麻黄	桂枝	人参	黄芪	当归	白芍	麦冬	五味子	炙甘草
0.02元/g	0.03元/g	0.33元/g	0.08元/g	0.05元/g	0.07元/g	0.05元/g	0.06元/g	0.11元/g

※ 此价格为市场价，仅供参考

• 药材真假识别 •

当归正品：本品全长15～25cm，表面黄棕色至棕褐色。质韧，易折断，断面黄白色及淡黄棕色，皮部厚，有裂隙及多数棕色点，木部较浅。气清香浓厚，味微甜带苦辛。

◆ **组成**

人参、麦冬各三分，桂枝五分，黄芪、当归身、麻黄、炙甘草、白芍各一钱，五味子五粒。

◆ **用法**

水煎温服。

◆ **功效**

散寒解表，益气养血。

◆ **主治**

脾胃虚弱，外感风寒。症见恶寒发热且无汗，心烦，面色苍白，倦怠乏力，吐血。

银 翘 散

出自《温病条辨》

银翘散主上焦医	竹叶荆牛薄荷豉
甘桔芦根凉解法	风温初感此方宜
咳加杏贝渴花粉	热甚栀芩次第施

方解 银翘散出自吴瑭的《温病条辨》，方剂由金银花、连翘、苦桔梗、牛蒡子、薄荷、淡竹叶、荆芥穗、淡豆豉、甘草组成，用于治疗温病范围的各种疾病，如急性支气管炎、肺炎、流感、百日咳、腮腺炎、麻疹、水痘、急性喉头炎等。方中诸药相配，辛凉透表，清热解毒，诸证自愈。

银翘散方解

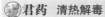君药 清热解毒	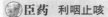臣药 利咽止咳	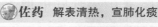佐药 解表清热，宣肺化痰

金银花一两	连翘一两	薄荷六钱	牛蒡子六钱	荆芥穗四钱	淡豆豉五钱	芦根一两
辟秽化浊	辛凉透表	发散风热	解表利咽	祛风解表	解表除烦	清热生津

▶ **药材真假识别**

当归非正品之东当归：本品全长10～18cm，主根粗短，有细密环纹，直径1.5～3cm。顶端有叶柄及茎基痕，中央凹陷，有的已切齐。支根十余条，直径0.2～1cm。表面土黄色、棕黄色或棕褐色，有细纵皱纹及横向突起的皮孔状瘢痕。断面皮部类白色，木部黄白色或黄棕色。气芳香，味甜而后稍苦。

淡竹叶四钱
清心利尿

苦桔梗六钱
载药上行

甘草五钱
合桔梗利咽

服药时间：饭后 服药次数：日两服
服药温度：温

※ 1斤≈500g 1两≈31.25g 1钱≈3.125g
1分≈0.3125g

金银花	连翘	薄荷	牛蒡子	荆芥穗	淡豆豉	芦根	淡竹叶	苦桔梗	甘草
0.11元/g	0.04元/g	0.006元/g	0.02元/g	0.022元/g	0.008元/g	0.011元/g	0.007元/g	0.05元/g	0.11元/g

※ 此价格为市场价，仅供参考

◆ 组 成

　　金银花、连翘各一两，苦桔梗、牛蒡子、薄荷各六钱，淡竹叶、荆芥穗各四钱，淡豆豉、甘草各五钱。

◆ 用 法

　　鲜芦根煎汤水煎服。

◆ 功 效

　　辛凉解表，清热解毒。

◆ 主 治

　　风热初起。症见发热无汗或汗出不畅，头痛口渴，咳嗽咽痛，苔薄白或微黄，脉浮数，微恶风寒。

神 白 散

出自《卫生家宝方》

神白散用白芷甘　　姜葱淡豉与 相参 ——相参：共同加入。

一切风寒皆可服　　妇人鸡犬忌 窥探 ——窥探：从缝隙或隐蔽处查看。古人认为在配制药剂时，不宜让妇人、鸡犬看见，缺乏科学依据。

肘后：指《肘后备急方》。晋代葛洪所著。　　 肘后 单煎葱白豉　　用代麻黄功不 惭

惭：羞愧，逊色。

方解 神白散出自朱端章的《卫生家宝方》，具有发散风寒之功，用于治疗外感风寒之轻证。

- - - - - - - - - - • **药材真假识别** • - - - - -

金银花正品之忍冬：本品呈棒状，上粗下细，略弯曲，长2～3cm，上部直径约0.3cm，下部直径约0.15cm。表面黄白色或绿白色，密被短柔毛。气清香，味淡，味苦。

神白散方解

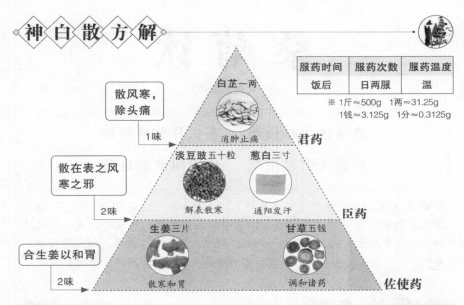

服药时间	服药次数	服药温度
饭后	日两服	温

※ 1斤≈500g　1两≈31.25g
1钱≈3.125g　1分≈0.3125g

散风寒，除头痛 —1味→ 白芷一两 消肿止痛 **君药**

散在表之风寒之邪 —2味→ 淡豆豉五十粒 解表散寒　葱白三寸 通阳发汗 **臣药**

合生姜以和胃 —2味→ 生姜三片 散寒和胃　甘草五钱 调和诸药 **佐使药**

白芷	淡豆豉	葱白	生姜	甘草
0.009元/g	0.008元/g	0.002元/g	0.006元/g	0.11元/g

※ 此价格为市场价，仅供参考

◆ 组 成

白芷一两，甘草五钱，淡豆豉五十粒，生姜三片，葱白三寸。

◆ 用 法

水煎温服。

◆ 功 效

解表散寒。

◆ 主 治

外感风寒初起。症见头痛无汗，恶寒发热，舌苔薄白，脉浮。

附 方

方名	组成	用法	功用	主治
葱豉汤（《肘后备急方》）	葱白一握，淡豆豉一升	水煎温服	发汗解表散寒	伤寒初起，头痛鼻塞，恶寒发热，无汗等症

※ 注：葱豉汤的发汗作用远不如麻黄汤，故仅适用于症状较轻感冒而无汗者。

药材真假识别

金银花非正品之短柄忍冬：本品长1.1～2.1cm，上部直径0.15～0.2cm。绿黄色，密被倒伏毛，萼筒类圆筒形，灰绿色，齿缘有毛。

桑菊饮

出自《温病条辨》

桑菊饮中桔梗翘　　杏仁甘草薄荷饶

芦根为引轻清剂　　热盛阳明入母膏

方解 桑菊饮出自吴瑭的《温病条辨》，方剂由桑叶、菊花、杏仁、连翘、薄荷、桔梗、生甘草、芦根组成，为辛凉解表之剂，可宣肺止咳、疏风清热，常用于外感风热、咳嗽初起之症。风温袭肺，肺失清肃，故气逆而咳。受邪轻浅，故身热不甚，口微渴。方中诸药相配，疏风清热，宣肺止咳。

桑菊饮方解

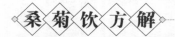

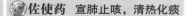

君药 疏散风热　　　**臣药** 清热利咽　　　**佐使药** 宣肺止咳，清热化痰

桑叶二钱半　菊花一钱　　连翘一钱五分　薄荷八分　　杏仁二钱　桔梗二钱　芦根二钱
清肺热　　　清利头目　　透邪解毒　　　散风热　　　止咳平喘　宣肺止咳　清热生津

生甘草八分
助桔梗利咽化痰

服药时间：饭后　服药次数：日两服　　　※ 1斤≈500g　1两≈31.25g　1钱≈3.125g
服药温度：温　　　　　　　　　　　　　　　　1分≈0.3125g

桑叶	菊花	连翘	薄荷	杏仁	桔梗	芦根	生甘草
0.02元/g	0.03元/g	0.04元/g	0.006元/g	0.07元/g	0.05元/g	0.011元/g	0.11元/g

※ 此价格为市场价，仅供参考

药材真假识别

芦根正品：鲜芦根呈长圆柱形，长短不一，直径1～2cm。表面黄白色，有光泽，外皮疏松可剥离。节呈环状，有残根及芽痕。体轻，质韧。不易折断。气微，味甘。

◆ **组成**

桑叶二钱半，菊花一钱，杏仁二钱，连翘一钱五分，薄荷八分，桔梗二钱，生甘草八分，芦根二钱。

◆ **用法**

水煎服。

◆ **功效**

疏风清热，宣肺止咳。

◆ **主治**

风温初起，症见咳嗽，口渴，身微热，脉浮数。

华 盖 散

出自《太平惠民和剂局方》

> 华盖麻黄杏橘红　　桑皮苓草紫苏供
>
> 三拗只用麻甘杏　　表散风寒力最雄

方解 华盖散出自《太平惠民和剂局方》，方剂由麻黄、桑白皮、紫苏子、杏仁、茯苓、陈皮、炙甘草组成，可宣肺化痰，止咳平喘。主治肺感寒邪，咳嗽上气，胸满气短，项背拘挛，声重久塞，头昏目眩，痰气不利，呀呷有声。方中诸药相配，宣肺解表，祛痰止咳，诸证自愈。

华盖散方解

君药　宣肺平喘	臣药　止咳平喘化痰			
麻黄一两 辛温解表	桑白皮一两 泻肺平喘	紫苏子一两 镇咳化痰	杏仁一两 宣肃肺气	陈皮一两 理气化痰

药材真假识别

芦根非正品之芦竹：本品多切成不规则块状。表面黄白色，有光泽，具纵皱纹或横环纹。体轻，质硬而韧，可折断，切断面灰黄色或浅黄棕色，多呈纤维状，壁厚0.2～0.5cm。气弱，味淡。

佐使药 调和诸药

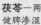

茯苓一两
健脾渗湿

炙甘草半两
益胃和中

服药时间：饭后　**服药次数**：日两服
服药温度：温

※ 1斤≈500g　1两≈31.25g　1钱≈3.125g
1分≈0.3125g

麻黄	桑白皮	紫苏子	杏仁	陈皮	茯苓	炙甘草
0.02元/g	0.02元/g	0.012元/g	0.07元/g	0.03元/g	0.06元/g	0.11元/g

※ 此价格为市场价，仅供参考

◆ **组 成**

麻黄、桑白皮、紫苏子、杏仁、茯苓、陈皮各一两，炙甘草半两。

◆ **用 法**

水煎服。

◆ **功 效**

宣肺解表，止咳祛痰。

◆ **主 治**

肺感风寒。症见咳嗽气喘，痰气不利，呀呷有声，脉浮者。

附 方

方名	组成	用法	功用	主治
三拗汤	麻黄不去节，杏仁不去皮尖，甘草不炙，各等分	水煎服	宣肺解表	感冒风邪。症见鼻塞身重，或伤风畏冷，头痛目眩，四肢拘倦，咳嗽痰多，胸满气短等

- - - - - - - - - - - - - ● **药材真假识别** ● - - - - - - - - - - - - -

牛蒡子正品：瘦果呈长倒卵形，两端平截，稍弯曲。长0.5～0.7cm，宽0.2～0.3cm。表面灰褐色，有数条纵棱，并散有稀疏紫黑色斑点。顶端钝圆稍宽；中间具点状花柱残迹；基部略窄。

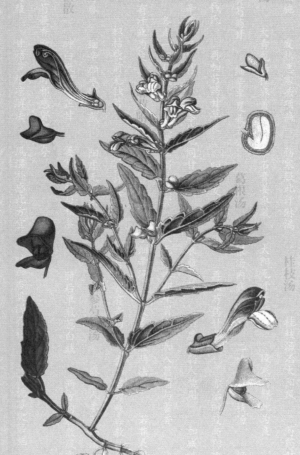

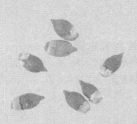

第三章

攻里之剂

攻里即下法，运用泻下或润下的药物，通导大便，泻下积滞，荡涤寒热，攻逐水饮。攻里之剂有峻有缓，有寒有温，一般是在没有表证症状时应用。根据攻里之剂的不同作用，又可分为寒下、温下、润下、逐水、攻补兼施五类。使用攻里剂，要辨证准确，一般是在表邪已解，里实已成的情况下使用。

攻里剂易伤胃气，故得效即止。

大承气汤

出自《伤寒论》

> 饶：另外增添。
>
> **大承气汤用芒硝　枳实厚朴大黄饶**
>
> **救阴泻热功偏擅　急下阳明有数条**

方解 大承气汤出自张仲景《伤寒论》，方剂由大黄、芒硝、枳实、厚朴组成。具有泻热攻结，荡涤肠胃积滞之功，用于治疗阳明腑实证。症见大便不通，频转矢气，脘腹痞满，脉沉实，腹痛拒按，按之坚硬有块，日晡潮热，神昏谵语，舌苔黄燥起刺；或焦黑燥裂，或热结旁流，下利清水，色纯青，气臭秽，脐腹疼痛，按之坚硬有块。或里热实证之热厥、痉病、发狂。

大承气汤方解

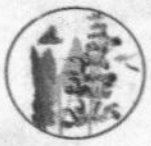

服药时间 饭后	服药次数 ·日两服	服药温度 温

※ 1斤≈500g　1两≈31.25g
1钱≈3.125g　1分≈0.3125g

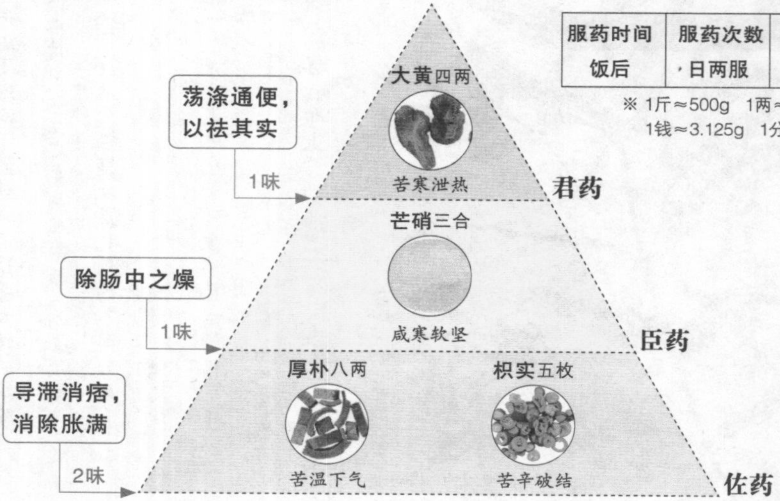

荡涤通便，以祛其实　1味

大黄四两 苦寒泄热 —— **君药**

除肠中之燥　1味

芒硝三合 咸寒软坚 —— **臣药**

导滞消痞，消除胀满　2味

厚朴八两 苦温下气　**枳实五枚** 苦辛破结 —— **佐药**

药材真假识别

大黄真品之党叶大黄：本品多呈类圆锥形或圆柱形。除去外皮者表面黄棕色，可见网状纹理，未去外皮者表面棕褐色，有横皱和纵沟。断面在紫外光灯下显棕色荧光。

大黄	芒硝	厚朴	枳实
0.03元/g	0.01元/g	0.014元/g	0.04元/g

※ 此价格为市场价，仅供参考

◆ **组 成**

大黄四两，厚朴八两，枳实五枚，芒硝三合。

◆ **用 法**

水煎，先煮枳实、厚朴，后下大黄，芒硝溶服，分两次温服，若便通则停服第二次。

◆ **功 效**

峻下热结。

◆ **主 治**

阳明腑实证。症见身热汗出，心下痞塞不通（痞），胸腹胀满（满），大便干燥（燥），腹痛拒按，或热结旁流，下利清水，其气臭秽（实），舌苔黄燥起刺，脉沉实等。

◆ **临证加减**

原方厚朴用量数倍于大黄，后世医家亦有用大黄重于厚朴者。如痞满较重，重用厚朴；如痞满较轻，则减轻厚朴用量。

◆ **现代运用**

主要用于急性单纯性肠梗阻、急性胆囊炎、急性阑尾炎、粘连性肠梗阻、急性胰腺炎以及某些热性病过程中出现高热、神昏谵语、惊厥、发狂而有大便干实、苔黄脉实者。

◆ **使用注意**

气阴亏虚，或表证未解，燥结不甚者；体弱、孕妇、年老，均忌用。病愈立止，不宜久服。

蜜 煎 导 法

出自《伤寒论》

导法：通导大便的方法，与导便同义。是把液体药物灌入肠中，或把润滑性的锭剂塞入肛门内，以通下大便。

蜜煎 导法 通大便　　或将猪胆灌肛中

不欲苦寒伤胃腑　　阳明无热勿轻攻

方解 本方出自张仲景《伤寒论》，由蜂蜜组成，具有润肠通便之功，用于治疗肠燥津枯便秘。

········· **药材真假识别** ·········

大黄非正品之藏边大黄：本品根茎多呈类圆锥形、根类圆柱形。长4~20cm，直径1~5cm。表面多红棕色，新横断面多呈淡蓝灰色至灰蓝带紫色，有明显环纹及半径向外放射的棕红色射线。香气弱，味苦微涩。

◇ **组 成**

食蜜七合。

◇ **用 法**

将蜂蜜放在铜器内，用微火煎，时时搅和，不可发焦，等煎至可用手捻作锭时取下，稍候，趁热做成手指粗，两头尖，长二寸左右的锭状物。

用时塞入肛门。

◇ **功 效**

润肠通便。

◇ **主 治**

津液不足，大便燥结。

附 方

方名	组成	用法	功用
猪胆汁导法	大猪胆一枚，和醋少许	将一竹管削净并将一端磨滑，插入肛门内，将已混好的胆汁灌入肛门内	润肠通便

小承气汤

出自《伤寒论》

谵狂：指阳明实热扰及神明时，出现神志不清、胡言乱语的重证。

小承气汤朴实黄　谵狂痞硬上焦强

益以羌活名三化　中风闭实可消详

上焦：三焦之一。三焦的上部，从咽喉至胸膈部分。包括心、肺两脏。

中风：病名，亦称卒中。指突然昏仆，不省人事，或突然半身不遂、口眼歪斜、言语不利的病证。

方解 小承气汤出自张仲景《伤寒论》，方剂由大黄、枳实、厚朴组成。具有轻下热结之作用，用于治疗阳明腑实证。症见大便不通，潮热谵语，脘腹痞满，舌苔老黄，脉滑而疾。痢疾初起，腹中胀痛，里急后重者亦可用之。

药材真假识别 ▶

厚朴正品：本品呈卷筒状或双卷筒状。长15～45cm，厚0.3～0.5cm。外表面浅棕褐色，粗糙呈鳞片状，内表面紫棕色有密集纹理，指甲按后留油痕。质坚硬，不易折断。气芳香，味微辛苦。

小承气汤方解

君药 荡涤通便，以祛其实

大黄四两
泻热通便

佐使药 行气导滞，消除痞满

枳实三枚
苦辛破结

厚朴二两
苦温下气

服药时间：饭后　服药次数：日两服
服药温度：温

※ 1斤≈500g　1两≈31.25g　1钱≈3.125g
1分≈0.3125g

大黄	枳实	厚朴
0.03元/g	0.04元/g	0.014元/g

※ 此价格为市场价，仅供参考

◆ **组成**

　　大黄四两，厚朴二两，枳实三枚。

◆ **用法**

　　水煎分两次服，若便通停服第二次。

◆ **功效**

　　轻下热结。

◆ **主治**

　　阳明腑实证。症见大便不通，谵语潮热，脘腹痞满，舌苔黄腻，脉滑疾；痢疾初发，腹中胀痛，里急后重者。

调胃承气汤

出自《伤寒论》

> 调胃承气硝黄草　甘缓微和将胃保
>
> 不用朴实伤上焦　中焦燥实服之好

方解 调胃承气汤出自张仲景《伤寒论》，方剂由大黄、芒硝、炙甘草组成，可缓下热结，用于治疗阳明腑实证。症见大便燥结不通，蒸蒸发热，口渴心烦，舌苔正黄，脉滑数。

药材真假识别

厚朴非正品之西康木兰：本品呈板块状、卷筒状或槽状，厚0.1～0.3cm。外表面灰黄色，栓皮薄，内表面黄棕色或紫褐色，平坦，放大镜下显网状短条纹。质脆，易折断，断面整齐。气香，味微辛。

调胃承气汤方解

君药 荡涤通便，以祛其实	臣药 除胃肠之燥	佐药 保护胃气
大黄四两 攻积泻热	**芒硝**半升 软坚润燥	**炙甘草**二两 调和药性

服药时间：饭后 服药次数：日一服
服药温度：温

※ 1斤≈500g　1两≈31.25g　1钱≈3.125g
　1分≈0.3125g

大黄	芒硝	炙甘草
0.03元/g	0.01元/g	0.11元/g

※ 此价格为市场价，仅供参考

◆ **组 成**

　　大黄四两，芒硝半升，炙甘草二两。

◆ **用 法**

　　水煎，芒硝溶服。

◆ **功 效**

　　缓下热结。

◆ **主 治**

　　阳明腑实证。症见大便不通，恶热口渴，舌苔正黄，脉滑数等。

香 连 丸

出自《兵部手集方》

香连治痢习为常　　初起宜通勿遽尝

　　　　　　　　　　　　　　　── 遽：急，仓促。

别有白头翁可恃　　秦皮连柏苦寒方

方解 香连丸出自杨士瀛的《兵部手集方》，方剂由黄连，木香组成。主治下痢赤白，脓血相杂，里急后重。方中诸药相配，清热燥湿，行气化滞，诸证自愈。

药材真假识别

黄连正品之味连：本品由多数呈簇状分枝的根茎组成，常弯曲。表面灰黄色或黄褐色，粗糙，有不规则结节状隆起的节、须根及须根残基。质硬，断面不整齐。气微，味极苦。

香连丸方解

君药 厚肠止痢

黄连二十两
清热燥湿

臣药 行气化滞

木香四两八钱八分
行气止痛

服药时间：饭后　服药次数：日两服
服药温度：凉

※ 1斤≈500g　1两≈31.25g　1钱≈3.125g
1分≈0.3125g

黄连	木香
0.15元/g	0.01元/g

※ 此价格为市场价，仅供参考

◆ 组 成

黄连（用吴茱萸同炒至色赤，单取黄连）二十两，木香四两八钱八分。

◆ 用 法

上述两味共为细末，以醋糊为丸，丸如梧桐子大，每服二十丸。或按比例水煎服。

◆ 功 效

清热燥湿，行气化滞。

◆ 主 治

湿热痢疾。症见脓血相兼，里急后重。

温脾汤

出自《备急千金要方》

```
寒积：阴寒凝滞    温脾参附与干姜    甘草当归硝大黄    绞结：剧烈的
引起的大便秘结                                    阵发性疼痛。
        寒热并行治 寒积    脐腹 绞结 痛非常
```

方解 温脾汤出自孙思邈《备急千金要方》，方剂由人参、附子、甘草、芒硝、大黄、当归、干姜组成。具有攻下寒积、温补脾阳之功，用于治疗冷积内停证。

- **药材真假识别** - - - - - - - - - - - - -

附子正品之盐附子：本品呈不规则圆锥形，长4~7cm，直径3~5cm。表面灰黑色，顶端有凹陷的芽痕，周围有瘤状突起的支根或支根痕。体重，难折断，切面灰褐色。气微，味咸而麻，刺舌。

温脾汤方解

君药 荡涤通便		臣药 祛除寒邪		佐使药 益气养血，顾护正气		

| 附子二两 温阳散寒 | 大黄五两 攻积泻下 | 干姜三两 温中祛寒 | 芒硝二两 润肠软坚 | 当归三两 养血润肠 | 人参二两 益气扶正 | 甘草二两 调和诸药 |

服药时间：饭后　服药次数：日三服

服药温度：温

※ 1斤≈500g　1两≈31.25g　1钱≈3.125g
1分≈0.3125g

附子	大黄	干姜	芒硝	当归	人参	甘草
0.025元/g	0.03元/g	0.014元/g	0.01元/g	0.05元/g	0.33元/g	0.11元/g

※ 此价格为市场价，仅供参考

◆ 组 成

大黄五两，当归、干姜各三两，附子、人参、芒硝、甘草各二两。

◆ 用 法

水煎分三次服。

◆ 功 效

攻下冷积，温补脾阳。

◆ 主 治

寒积腹痛。症见便秘腹痛，脐下绞痛，绕脐不止，手足欠温，苔白不渴，脉沉弦而迟。

◆ 临证加减

寒凝气滞，腹中胀痛，加厚朴、木香行气止痛；小腹冷痛，加肉桂以温中止痛；积滞不化，苔白厚腻，加厚朴、莱菔子以行气导滞；久利赤白，损伤阴血，舌淡脉细，加白芍以养血和营。

◆ 现代运用

主要用于慢性肾功能不全、急性肠梗阻、胆道蛔虫等属寒积内停者。

◆ 使用注意

热结便秘者，忌用本方。

药材真假识别 ·······

芒硝正品：本品呈棱柱状、长方形或不规则块状及颗粒状。无色透明或白色半透明。质脆，断面呈玻璃样光泽。气微，味淡，微苦咸而有清新感。

枳实导滞丸

出自《内外伤辨惑论》

枳实导滞首大黄　　芩连曲术茯苓襄

泽泻蒸饼糊丸服　　湿热积滞力能攘 —— 攘：排除。

若还后重兼气滞　　木香导滞加槟榔

方解 枳实导滞丸出自李东垣《内外伤辨惑论》，方剂由大黄、枳实、黄芩、黄连、神曲、白术、茯苓、泽泻组成。具有消食导滞，清热祛湿之功，用于治疗湿热积滞内阻证。本方证乃积滞内停所致，饮食不节，损伤脾胃，积滞内停，生湿化热，湿热积滞互结于肠胃。积滞中阻，气机不畅，则脘腹痞闷胀痛，大便秘结；食积不消，湿热蕴结，下注大肠，则下利，小便黄赤，舌苔黄腻，脉沉实均为湿热在内之表现。

枳实导滞丸方解

君药 荡涤通便	臣药 清热燥湿	佐使药 消除胀满

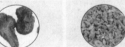

大黄一两
攻积泻热

黄芩三钱
厚肠止痢

黄连三钱
厚肠止痢

枳实五钱
行气导滞

神曲五钱
消食化滞

白术三钱
和中燥湿

茯苓三钱
健脾利湿

泽泻二钱
渗湿利水

服药时间：饭后　服药次数：日一服
服药温度：温

※ 1斤≈500g　1两≈31.25g　1钱≈3.125g
1分≈0.3125g

当归非正品之欧当归：本品根呈圆柱形，根头部膨大。顶端有2个以上的茎痕及叶柄残基，长短不一。表面灰棕色或棕色，有纵皱纹及横长皮孔状瘢痕。断面黄白色或棕黄色。气微，味微甜而麻舌。

43

大黄	黄芩	黄连	枳实	神曲	白术	茯苓	泽泻
0.03元/g	0.017元/g	0.15元/g	0.04元/g	0.01元/g	0.16元/g	0.06元/g	0.014元/g

※ 此价格为市场价，仅供参考

◇ 组 成

大黄一两，枳实、神曲各五钱，茯苓、黄芩、黄连、白术各三钱，泽泻二钱。

◇ 用 法

研为细末，用蒸饼泡成糊，和药末做成梧桐子大药丸，每服五十至九十丸，温水送下。

◇ 功 效

消食导滞，清热祛湿。

◇ 主 治

湿热食积。症见腹胀，下痢泄泻，小便短赤，或大便秘结，舌苔黄腻，脉沉有力。

◇ 现代运用

临床常用于治疗食物中毒、急性胃肠炎、细菌性痢疾、胃肠功能紊乱等，以脘腹胀痛，便秘或下痢泄泻，苔黄腻，脉沉有力为辨证要点。现代研究证明，本方有促进消化吸收、促进胃肠蠕动及止泻、利尿、消炎、抗菌等效果。

黄连 草部 山草类
清热燥湿 泻火解毒

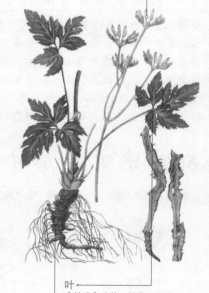

花
[性味] 味苦，性寒，无毒。
[主治] 治五劳七伤，能益气，止心腹痛。

叶
[性味] 味苦，性寒，无毒。
[主治] 主心病逆而盛，心积伏梁。

根
[性味] 味苦，性寒，无毒。
[主治] 主热气，治目痛眦伤流泪，能明目。

附 方

方名	组成	用法	主治
木香导滞丸	枳实导滞丸加木香、槟榔而成	温水送下	兼有后重气滞的湿热积滞证

药材真假识别

附子正品之黑顺片：本品呈纵切不规则三角形片状。外皮黑褐色，切面暗黄色，油润，具光泽，半透明。木部呈类三角形，并可见纵向"筋脉"纹理。质硬而脆，断面角质样。气微，味淡。

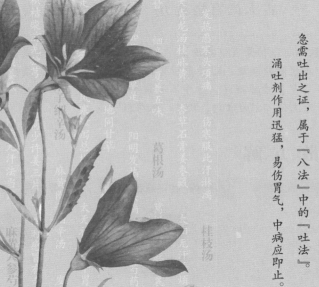

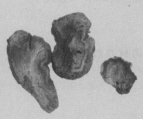

第四章

涌吐之剂

涌吐，即吐法，或催吐法。使停蓄在咽喉、胸膈、胃脘的痰涎、宿食、毒物，根据「其高者，因而越之」（《素问·阴阳应象大论》）的原则，从口中吐出。适用于病情急迫而又急需吐出之证，属于「八法」中的「吐法」。

涌吐剂作用迅猛，易伤胃气，中病应即止。

瓜蒂散

出自《伤寒论》

风痰：病证名，痰证的一种。指素有痰疾，因感受风邪或因风热拂郁而发。	瓜蒂散中赤小豆　或入藜芦郁金**凑**——凑：会合，合用。
	此吐实热与**风痰**　虚者参芦一味**勾**——勾：勾取，消除。
虚烦：指状如伤寒，但不恶寒，身不疼痛，头不痛，脉不紧数，独热者。	若吐**虚烦**栀豉汤　剧痰乌附尖方**透**——透：透彻。
	古人尚有烧盐方　一切积滞功能奏

方解 瓜蒂散出自张仲景《伤寒论》，方剂由瓜蒂、赤小豆组成，具有涌吐痰食之功，用于治疗痰涎、宿食壅滞胃脘。 症见胸中痞硬，懊恼不安，气上冲咽喉不得息，寸脉微浮。方中瓜蒂极苦而寒，可涌吐痰涎宿食。又因此方以瓜蒂为主药，方为散剂，故名"瓜蒂散"。

瓜蒂散方解

君药 可涌吐痰涎宿食	**臣药** 祛湿除满不伤胃	**佐使药** 和胃
瓜蒂一分 极苦而寒	赤小豆一分 味酸性平	豆豉三分 宣解胸中邪气

服药时间：饭后　服药次数：日一服
服药温度：温

※ 1斤≈500g　1两≈31.25g　1钱≈3.125g
1分≈0.3125g

瓜蒂	赤小豆	豆豉
0.48 元 /g	0.008 元 /g	0.008 元 /g

※ 此价格为市场价，仅供参考

药材真假识别

赤小豆正品：本品呈长圆形而稍扁。表面暗紫红色，一侧有线形突起的种脐，偏向一端，白色，约为全长的2/3；种脐处明显凹陷，成纵沟，另侧有1条不明显的棱脊。质硬，不易破碎。

◆ 组 成

瓜蒂、赤小豆各一分。

◆ 用 法

上述两味药研细末和匀，每服一分，用豆豉三分煎汤送服。不吐者，用洁净翎毛探喉取吐。

◆ 功 效

涌吐痰涎宿食。

◆ 主 治

痰涎宿食，壅滞胸脘。症见胸中痞硬，懊恼不安，气上冲咽喉不得息，寸脉微浮者。

◆ 临证加减

痰湿重，入白矾以助涌吐痰湿；痰涎壅塞，入菖蒲、半夏、郁金以开窍化痰；风痰热盛，入防风、藜芦以涌吐风痰。

◆ 现代运用

临床上主要用于饮食无节导致的急性胃炎、精神错乱、药物中毒的早期、神经官能症、病毒性肝炎、支气管哮喘等属积食、毒邪停滞或痰涎壅盛者。

◆ 使用注意

瓜蒂苦寒有毒，易伤正气，不宜服用过量，中病即止；年老、孕妇、体虚、产后，以及有吐血史者慎用，若老年人或体质虚弱者，必须涌吐时，可用人参芦一二钱研末，开水调服催吐。宿食或毒物已离胃入肠，痰涎不在胸膈者，均禁用；吐后宜饮稀粥少许以自养；服后呕吐不止，可取麝香0.1～0.15g或丁香粉0.3～0.6g，开水冲服缓之。

稀 涎 散

出自《经史证类备急本草》

班：同等，并列。	稀涎皂角白矾**班**	或益藜芦微吐间
	风中痰升人**眩仆**	当先服此通其关
眩仆：头晕目眩，跌倒昏仆。	通关散用细辛皂	吹鼻得嚏保生还

方解 稀涎散出自唐慎微的《经史证类备急本草》，引用了南宋医家严用和之方。本方由皂角、白矾组成，具有催吐之功，用于治疗痰涎壅盛之中风闭证。

稀涩散方解

君药 软顽痰

白矾一两
化痰

服药时间：饭后　服药次数：日一服
服药温度：温

佐使药 咸能去垢，专治风木

皂角四挺
能通窍

※ 1斤≈500g　1两≈31.25g　1钱≈3.125g
1分≈0.3125g

白矾	皂角
0.001元/g	0.01元/g

※ 此价格为市场价，仅供参考

◇ **组 成**

猪牙皂角四挺，白矾一两。

◇ **用 法**

共研为细末，每服半钱，温水调下。

◇ **功 效**

开关涌吐。

◇ **主 治**

中风闭证。症见痰涎壅盛，喉中痰声辘辘，心神瞀闷，气塞不通，四肢不利，或倒扑不省，或口角似歪，脉滑实有力者。

药材真假识别

皂角正品：本品呈弯曲剑鞘状，表面深紫棕色至黑棕色。种子所在处隆起，基部渐狭而略弯，两侧有明显的纵棱线。质硬，剖开后，果皮断面黄色，纤维性。气特异，有强烈刺激性，味辛辣。

第五章

和解之剂

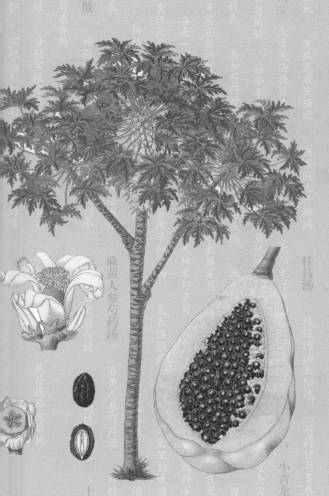

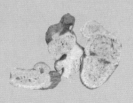

和解之剂是用药物的疏通调和作用，消除病邪。有和解少阳，调和肝脾，调和肝胃，调和寒热、表里双解等方法，属于『八法』中的『和法』。本方剂组方配伍较为独特，既祛邪又扶正，既疏肝又治脾，既透表又攻里。和解剂虽然用药较为平和，但终为祛邪而设，辨证论治有一定标准，切不可盲目使用本类方剂。

小柴胡汤

出自《伤寒论》

和解：八法之一，一名和法。是针对外感病，邪既不在表，又不在里，而在半表半里之间，不能使用汗、下等法时，用以和解的治法。

供：提供，作用。此处为押韵，置于句末。意谓"具有和解作用"。

小柴胡汤 和解 供　　　半夏人参甘草 从 —— **从：**参加。

更用黄芩加姜枣　　　 少阳 百病此为宗

少阳：少阳病。《伤寒论》六经病之一，其病位既不在太阳之表，又不在阳明之里，属半表半里证。

方解 小柴胡汤出自张仲景的《伤寒论》，此方由柴胡、半夏、人参、甘草、黄芩、生姜、大枣这七味药组成，具有和解少阳之功效，可用于治疗伤寒少阳证。伤寒少阳证：症见往来寒热，胸胁苦满，心烦喜呕，食欲不振，口苦咽干，头晕目眩，舌苔薄白，脉弦。

小柴胡汤方解

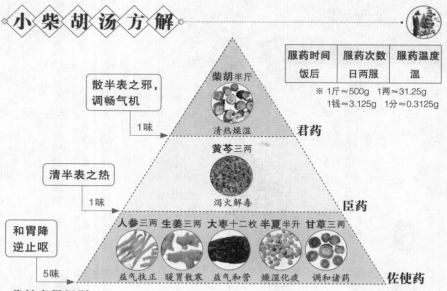

服药时间	服药次数	服药温度
饭后	日两服	温

※ 1斤≈500g　1两≈31.25g
1钱≈3.125g　1分≈0.3125g

散半表之邪，调畅气机
1味

柴胡半斤
清热燥湿　　**君药**

清半表之热
1味

黄芩三两
泻火解毒　　**臣药**

和胃降逆止呕
5味

人参三两　生姜三两　大枣十二枚　半夏半升　甘草三两
益气扶正　暖胃散寒　益气和营　燥湿化痰　调和诸药　　**佐使药**

药材真假识别

柴胡正品之南柴胡：本品呈长圆锥形，较细。长5～14cm，直径0.3～0.6cm。表面红棕色或黑棕色，具纵皱纹及皮孔。下部多不分枝或稍分枝。质稍软，易折断，断面略平坦。具败油气，味微苦辛。

柴胡	黄芩	人参	生姜	大枣	半夏	甘草
0.08元/g	0.017元/g	0.33元/g	0.006元/g	0.02元/g	0.12元/g	0.11元/g

※ 此价格为市场价，仅供参考

◇ 组 成

柴胡半斤，黄芩、人参、甘草、生姜各三两，半夏半升，大枣十二枚。

◇ 用 法

水煎分两次温服。

◇ 功 效

和解少阳。

◇ 主 治

①伤寒少阳证。症见往来寒热，胸胁苦满，默默不欲饮食，心烦喜呕，口苦，口干头晕，舌苔薄白，脉弦者。

②妇人伤寒，热入血室，以及疟疾、黄疸与内伤杂病而见少阳证者。

◇ 临证加减

表邪未尽，恶寒微热，去人参，加桂枝以解表；胃气和而痰热较盛，胸中烦而不呕，去半夏、人参，入栝楼以清热化痰、理气宽胸；热盛津伤而口渴，去半夏，入天花粉清热生津；肝气乘脾而腹中痛，去黄芩，入芍药以柔肝缓痛；气滞痰凝，胁下痞硬，去大枣，入牡蛎以软坚散结；黄疸入茵陈蒿、栀子清热利湿退黄。

◇ 现代运用

主要用于感冒、病毒性感冒、慢性肝炎、肝硬化、急慢性胆囊炎、胆汁反流性胃炎、胆石症、中耳炎等属邪踞少阳，胆胃不和者。

◇ 使用注意

阴虚血少者慎用。

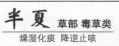

半夏 草部 毒草类
燥湿化痰 降逆止咳

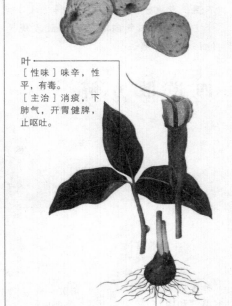

叶
[性味] 味辛，性平，有毒。
[主治] 消痰，下肺气，开胃健脾，止呕吐。

根
[性味] 味辛，性平，有毒。
[主治] 主伤寒寒热，心下坚，胸胀咳逆。

药材真假识别 ·····

柴胡非正品之窄竹叶柴胡：本品呈细长圆锥形，有时弯曲，长达15cm，直径0.5～0.8cm。表面灰褐黄色，具细皱缩，见皮孔及支根痕。质脆，易折断，断面略呈纤维性。气微，味淡或微具辛辣。

四 逆 散

出自《伤寒论》

四逆散里用柴胡　　芍药枳实甘草须————须：同"需"，需要。

阳邪：侵犯阳经的邪气。

此是阳邪成厥逆　　敛阴泄热平剂扶

厥逆：病证名。指四肢厥冷。

平剂：指性味平和的方剂。

方解　四逆散出自于张仲景的《伤寒论》，此方由柴胡、芍药、枳实、甘草四味药组成，具有疏肝理气、透邪解郁之功效。用于治疗阳郁厥逆证，即手足不温，身重微热，或咳，或悸，或小便不利，或腹痛，或泻痢下重，脉弦。

四逆由阳气内滞所致，故表现为手足不温。此证手足不温为主证，其他证见均为然证。

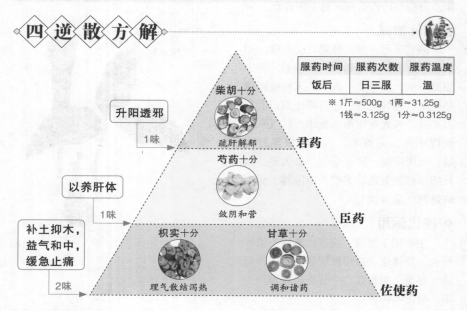

四 逆 散 方 解

服药时间	服药次数	服药温度
饭后	日三服	温

※ 1斤≈500g　1两≈31.25g
1钱≈3.125g　1分≈0.3125g

升阳透邪

1味

柴胡十分

疏肝解郁　　**君药**

以养肝体

1味

芍药十分

敛阴和营　　**臣药**

补土抑木，益气和中，缓急止痛

2味

枳实十分　　　甘草十分

理气散结泻热　　调和诸药　　**佐使药**

药材真假识别

枳实正品：本品性状与酸橙枳实基本相同，果皮较薄，0.3cm左右。表面灰绿色，有短柔毛，油腺点较细密而稍平滑。气清香。

柴胡	芍药	枳实	甘草
0.08 元/g	0.07 元/g	0.04 元/g	0.11 元/g

※ 此价格为市场价，仅供参考

◆ **组 成**

　　甘草、柴胡、芍药、枳实各十分。

◆ **用 法**

　　水煎服。

◆ **功 效**

　　透邪解郁，疏肝理脾。

◆ **主 治**

　　①肝脾不和。症见腹痛，或泄痢下重。

　　②阳证热厥。症见手足厥逆，但上不过肘，下不过膝，久按则有微热，脉弦。

◆ **临证加减**

　　阳郁重而发热四逆，增加柴胡用量以透热解郁；脾虚湿阻而小便不利，加白术、茯苓、泽泻以利湿健脾；气郁见胸胁胀痛，加香附、郁金以行气解郁止痛；气郁化热见心胸烦热，加黄芩、栀子以清泄解热。

◆ **使用注意**

　　阳衰阴盛之寒厥禁用本方。

黄 芩 汤

出自《伤寒论》

黄芩汤用甘芍并　二阳 合利枣加烹

此方遂为治痢祖　后人加味或更名

再加生姜与半夏　前症兼呕此能平

单用芍药与甘草　散逆止痛能和营

二阳：指太阳、少阳合病。

烹：煎煮。

利：通"痢"，腹泻。

祖：祖方。

平：平定，平息。

方解　黄芩汤出自张仲景的《伤寒论》，方剂由黄芩、芍药、甘草、大枣组成，具有清热止痢，和中止痛之功，主治热泻热痢。

- **药材真假识别** - - - -

枳实非正品之绿衣枳实：本品呈半球形。直径0.5～2.5cm。表面黑绿色或暗棕绿色，具颗粒状突起和皱纹，有明显的花柱残迹或果梗痕。切面中果皮略隆起。质坚硬，气清香。

黄芩汤方解

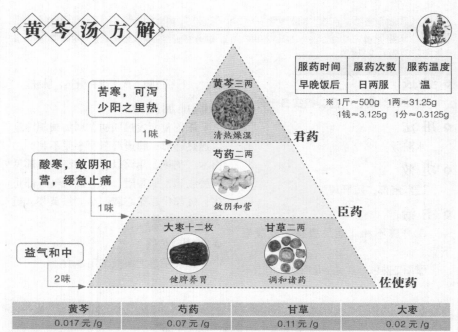

服药时间	服药次数	服药温度
早晚饭后	日两服	温

※ 1斤≈500g　1两≈31.25g
1钱≈3.125g　1分≈0.3125g

苦寒，可泻少阳之里热　1味

黄芩三两
清热燥湿　**君药**

酸寒，敛阴和营，缓急止痛　1味

芍药二两
敛阴和营　**臣药**

益气和中　2味

大枣十二枚
健脾养胃

甘草二两
调和诸药　**佐使药**

黄芩	芍药	甘草	大枣
0.017元/g	0.07元/g	0.11元/g	0.02元/g

※ 此价格为市场价，仅供参考

◇ 组 成

黄芩三两，芍药、甘草各二两，大枣十二枚。

◇ 用 法

水煎服。

◇ 功 效

清肠止痢。

◇ 主 治

泄泻或下痢脓血，身热但不恶寒，心下痞，腹痛，口苦，舌红苔腻，脉弦数。

◇ 现代运用

临床常用于治疗细菌性痢疾、阿米巴痢疾及急性肠炎、小儿腹泻等病证，以发热口苦，腹痛下痢，苔黄舌红，脉弦数为辨证要点。现代研究表明，本方有明显的抗炎、解痉、镇痛、退热作用和一定的镇静、提高免疫力作用。

药材真假识别

黄连正品之雅连：本品多不分枝或有少而短的分枝，略呈圆柱形，微弯曲。长4～8cm，直径0.5～1cm，较长而明显。质轻而硬，折断时易从节间处断裂。

黄 连 汤

出自《伤寒论》

黄连汤内用干姜　半夏人参甘草藏

更用桂枝兼大枣　寒热平调呕痛忘

寒热平调：指寒凉药与温热药药味相近，药力相当。

方解 黄连汤出自张仲景的《伤寒论》，该方由黄连、干姜、甘草、桂枝、人参、半夏、大枣组成。具有均衡寒热，和胃降逆之功，主治胸中有热、胃中有寒之上热下寒证。症见胸中烦闷，欲呕吐，腹痛，或发热，肠鸣泄泻，舌苔白兼黄腻，脉弦滑而数。临床上常用于治疗浅表性胃炎、慢性胃炎、消化不良等症，以呕吐、腹痛为辨证表征。

黄连汤方解

服药时间	服药次数	服药温度
饭后	日一服	温

※ 1斤≈500g　1两≈31.25g
1钱≈3.125g　1分≈0.3125g

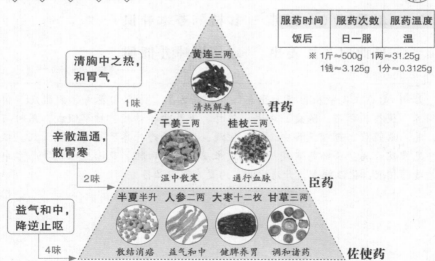

清胸中之热，和胃气　1味　黄连三两　清热解毒　君药

辛散温通，散胃寒　2味　干姜三两 温中散寒　桂枝三两 通行血脉　臣药

益气和中，降逆止呕　4味　半夏半升 散结消痞　人参二两 益气和中　大枣十二枚 健脾养胃　甘草三两 调和诸药　佐使药

- 药材真假识别 •

黄连非正品之因州黄连：本品呈弯曲的圆柱形，具有连珠状的结节，分枝少。较短，长2～4cm，直径0.2～0.3cm。表面灰黄色，残留有鳞状叶片及须根，无"过桥"；顶端有时具短的叶柄残基。

黄连	干姜	桂枝	半夏	人参	大枣	甘草
0.15元/g	0.014元/g	0.03元/g	0.12元/g	0.33元/g	0.02元/g	0.11元/g

※ 此价格为市场价，仅供参考

◆ **组 成**

　　黄连、甘草、干姜、桂枝各三两，人参二两，半夏半升，大枣十二枚。

◆ **用 法**

　　水煎服。

◆ **功 效**

　　寒热平调，和胃降逆。

◆ **主 治**

　　伤寒胸中有热，胃有邪气，腹痛，欲呕者。

◆ **现代运用**

　　临床上常用于治疗浅表性胃炎、慢性肠炎、消化不良等属上热下寒者，以呕吐、腹痛为主要症状。

藿香正气散

出自《太平惠民和剂局方》

> 藿香正气大腹苏　　甘桔陈苓术朴**俱** —— 俱：在一起。
>
> 夏曲白芷加姜枣　　感伤**岚瘴**并能驱
>
> —— 岚瘴：山林间的瘴气。

方解 藿香正气散出自《太平惠民和剂局方》，方剂由藿香、大腹皮、紫苏、茯苓、白芷、陈皮、白术、厚朴、半夏曲、桔梗、甘草组成。用时与姜、枣同煎，可理气和中，解表化湿，用于治疗外感风寒内伤湿滞证。症见霍乱吐泻，头痛恶寒发热，脘腹胀痛，舌苔白腻，及山岚瘴疟等。方中诸药相配，化湿解表，升清化浊，为夏季家中必备方剂。

药材真假识别 ·

　　桔梗正品：本品呈圆柱形或呈纺锤形，下部渐细，长7～20cm，直径0.7～2cm。表面白色或淡黄白色，具扭皱纵沟，并有横长的皮孔样斑痕。质脆，易折断。气微，味微甜而后苦。

藿香正气散方解

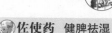

🔵君药 外散表之风　　**🔵臣药** 除满宽利肺气　　**🔵佐使药** 健脾祛湿

藿香三两
辟秽和中

桔梗二两
化痰散结

大腹皮一两
行气宽胸

厚朴二两
行气平喘

半夏曲二两
化湿止呕

白术二两
和中燥湿

茯苓一两
渗湿利水

甘草二两半
补中益气

白芷一两
散寒化湿

紫苏一两
散寒理气

陈皮二两
健脾燥湿

生姜三片
温胃散寒

大枣两枚
调和脾胃

服药时间：早晚饭后　服药次数：日两　　　　※ 1斤≈500g　1两≈31.25g　1钱≈3.125g
服 服药温度：温　　　　　　　　　　　　　　　1分≈0.3125g

藿香	桔梗	大腹皮	厚朴	半夏曲	白术	茯苓
0.01元/g	0.05元/g	0.006元/g	0.014元/g	0.12元/g	0.16元/g	0.06元/g
甘草	生姜	大枣	白芷	紫苏	陈皮	
0.11元/g	0.006元/g	0.02元/g	0.009元/g	0.013元/g	0.03元/g	

※ 此价格为市场价，仅供参考

◆ 组 成

大腹皮、白芷、紫苏、茯苓各一两，半夏曲、白术、陈皮、厚朴、桔梗各二两，藿香三两，甘草二两半。

◆ 用 法

加生姜三片，大枣两枚，水煎服。

◆ 功 效

解表化湿，理气和中。

◆ 主 治

①外感风寒，内伤湿滞证。症见发热恶寒，头痛，胸脘满胀，舌苔白腻。
②霍乱以及感不正之气。

◆ 临证加减

表邪偏重，寒热无汗，入香薷或加大苏叶用量，以增强解表散寒之力；偏湿重，苍术易白术，以增其化湿之功效；脘腹胀痛甚，加木香、良姜以调气止痛。

◆ 现代运用

主要用于急性胃肠炎、胃肠型感冒等湿滞于脾胃，外感风寒者。

◆ 使用注意

本方辛香温燥，阴虚火旺者忌用；湿热霍乱者，不宜服用本方。

▪ 药材真假识别 ▪

桔梗非正品之丝石竹：本品呈圆柱形或圆锥形，长短不一，直径0.5～3.5cm。表面棕黄色或灰棕黄色，顶端有的具地上茎基痕，近根头处有多数凸起的圆形支根痕及细环纹。体轻，质坚实，断面不平坦。

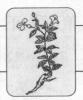

桔梗 草部 山草类
宣肺 利咽 祛痰 排脓

花
[性味] 味辛，性微温，
有小毒。
[主治] 治口舌生疮、目
赤肿痛。

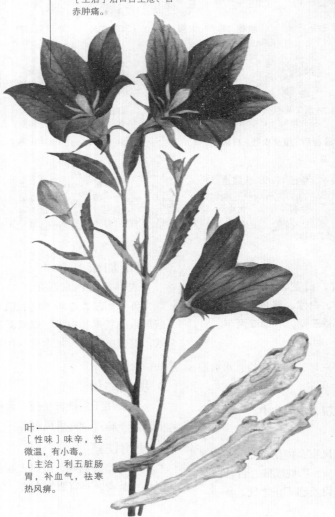

叶
[性味] 味辛，性
微温，有小毒。
[主治] 利五脏肠
胃，补血气，祛寒
热风痹。

• 药材真假识别 •

木瓜非正品之光皮木瓜：本品呈长椭圆形或卵圆形。外表面红棕色或棕褐色，光滑或略粗糙。剖面
边缘不向内卷曲，果肉粗糙，显颗粒性。微，味微酸涩，嚼之有砂粒感。

痛泻要方

出自《景岳全书》

痛泻要方陈皮芍　　防风白术煎丸酚 ——— 酚：斟酒，饮酒。引申为煎好的药汁一同饮用。

补泻并用理肝脾　　若作食伤医更错

方解 痛泻要方出自《景岳全书》引刘卓窗方，此方由白术、白芍、陈皮、防风组成。具有补脾柔肝、祛湿止泻之功，用于治疗脾虚肝郁之痛泻。症见肠鸣腹痛，大便泄泻，泻必腹痛，舌苔薄白，脉两关不调，左弦而右缓。方中诸药相配，健肝益脾，痛泄自愈，故名"痛泻要方"。

痛泻要方方解

服药时间	服药次数	服药温度
早晚饭后	日两服	温

※ 1斤≈500g　1两≈31.25g
1钱≈3.125g　1分≈0.3125g

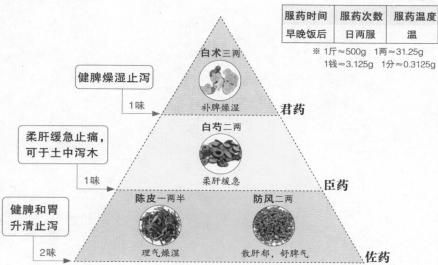

健脾燥湿止泻
1味

白术三两
补脾燥湿　　**君药**

柔肝缓急止痛，可于土中泻木
1味

白芍二两
柔肝缓急　　**臣药**

健脾和胃升清止泻
2味

陈皮一两半
理气燥湿

防风二两
散肝郁，舒脾气　　**佐药**

白芍非正品之白芍：本品呈圆柱形，长10～18cm，直径1～2.5cm。质坚实，不易折断，断面不甚平坦，浅黄色，略角质，木部具放射状纹理。气微香，味微苦、酸。

白术	白芍	陈皮	防风
0.16 元 /g	0.07 元 /g	0.03 元 /g	0.08 元 /g

※ 此价格为市场价，仅供参考

◆ **组 成**

白术三两，白芍二两，陈皮一两半，防风二两。

◆ **用 法**

水煎服。

◆ **功 效**

补脾泻肝。

◆ **主 治**

痛泻。症见肠鸣腹痛，大便泄泻，泻必腹痛，舌苔薄白，两关脉弦而缓。

◆ **现代运用**

临床上常用于急慢性结肠炎、急性过敏性肠炎等属肝旺脾虚者，以腹痛，泄泻腹痛，舌苔薄白，大便泄泻，脉两关失和，左弦而右缓为辨证要点。现代研究同时表明，本方对痢疾杆菌、金黄色葡萄球菌、大肠杆菌都有抑制作用。此外，本方还可抑制平滑肌的蠕动。

药材真假识别 ·

白术正品：本品呈不规则的团块状。长3～13cm，直径1.5～7cm。表面灰黄色或灰棕色，有明显瘤状突起、断续的纵沟纹和须根痕。质坚实，不易折断。气清香，味甘，微辛，嚼之略带黏性。

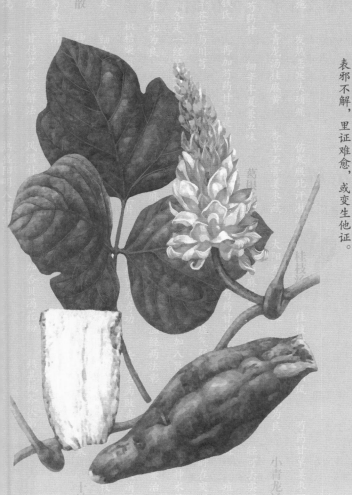

第六章

表里之剂

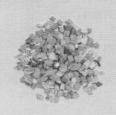

表里之剂，即表里双解剂。以解表药配合泻下、清里、温里的药物，可治表里同病。表和里是辨别疾病的发病位置，病势轻重的标准。从内外来分，皮毛、经络为外，属表，病势较轻；脏腑为内，属里，病势较重。在临床对于表证未除，而里证又急者，若单用解表，则里邪难除；若仅治其里，而表邪不解，里证难愈，或变生他证。

大柴胡汤

出自《伤寒论》

> 大柴胡汤用大黄　　枳实芩夏白芍将
>
> 煎加姜枣表兼里　　妙法内攻并外攘
>
> 柴胡芒硝义亦尔　　仍有桂枝大黄汤

方解 大柴胡汤出自张仲景的《伤寒论》，方剂由柴胡、大黄、枳实、半夏、黄芩、芍药、生姜、大枣组成，具有和解少阳、内泻热结之功效，治疗少阳、阳明合病。症见往来寒热，胸胁苦满，呕不止，抑郁微烦，心下满痛或心下痞硬，大便不解或挟热下痢，舌苔黄，脉弦有力。

　　本方有明显的利胆、降低括约肌张力的作用。方中诸药合用，少阳、阳明合病得以双解。

大柴胡汤方解

君药 和解少阳

柴胡半斤
解表退热

黄芩三两
清热燥湿

臣药 泻阳明热结

大黄二两
荡涤泻下

枳实四枚
破痰利膈

佐使药 调营卫而行津液

半夏半升
燥湿化痰

生姜五两
降逆止呕

芍药三两
缓急止痛

大枣十二枚
健脾养胃

服药时间：饭后　**服药次数：**日三服

服药温度：温

※ 1斤≈500g　1两≈31.25g　1钱≈3.125g
　1分≈0.3125g

药材真假识别

　　大黄正品之唐古特大黄：本品多呈类圆锥形、纺锤形或圆柱形。直径5～11cm。根茎近顶端横切面星点1～2环，其下为1环，渐成散在。新断面在紫外光灯下显棕色荧光。

柴胡	黄芩	大黄	枳实	半夏	生姜	芍药	大枣
0.08元/g	0.017元/g	0.03元/g	0.04元/g	0.12元/g	0.006元/g	0.07元/g	0.02元/g

※ 此价格为市场价，仅供参考

◇ 组 成

柴胡半斤，黄芩、芍药各三两，枳实四枚，大黄二两，半夏半升，生姜五两，大枣十二枚。

◇ 用 法

水煎服。

◇ 功 效

和解少阳，内泻热结。

◇ 主 治

少阳、阳明合病。症见往来寒热，胸胁苦满，呕吐不止，郁闷烦躁，心下满痛或心下痞坚，大便不下或夹热下痢，舌苔黄，脉弦有力。

◇ 临证加减

脘胁剧痛，加川楝子、延胡索、郁金等以行气活血止痛；恶心呕吐剧烈，加姜竹茹、黄连、旋覆花等以降逆止呕；肤发黄，加茵陈、栀子以清热退黄；胆结石，加金钱草、海金沙、鸡内金、郁金以消石。

◇ 现代运用

主要用于胆道蛔虫病、急性胰腺炎、急性胆囊炎、胆结石、胃及十二指肠溃疡等。

◇ 使用注意

需根据病机中少阳与阳明的轻重，斟酌方中泻下、和解药物的比例。

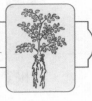

黄芪 草部 山草类

补气升阳 益卫固表

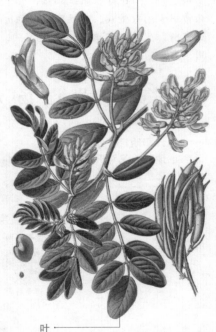

花
[性味] 味甘，性微温，无毒。
[主治] 月经不调，痰咳，头痛，热毒赤目。

叶
[性味] 味甘，性微温，无毒。
[主治] 疗渴以及筋挛，痈肿疽疮。

· · · · · · · **药材真假识别** · · · · · ·

大黄非正品之河套大黄：本品呈类圆柱形及圆锥形。多纵切成条状或块片状，长5～13cm，直径1.5～4cm。表面黄褐色，横断面淡黄红色。根茎横切面无星点。

葛根黄芩黄连汤

出自《伤寒论》

葛根黄芩黄连汤	甘草四般治 二阳	二阳：太阳病、阳明病。
解表清里兼和胃	喘汗自利保平康	

方解 葛根黄芩黄连汤出自张仲景所著的《伤寒论》。该方由葛根、甘草、黄芩、黄连组成，可清里解表，用于治疗表证未解，热邪入里证。症见身热下痢臭秽，心下痞，胸脘烦热，舌干口渴，喘而汗出，舌红苔黄，脉数。临床常用于治疗痢疾、急性肠炎、细菌性痢疾、胃肠型感冒、小儿麻痹等属表证未解，里热又甚者，以身热下痢，苔黄，脉数为辨证要点。 方中诸药合用，表里同治，表解里和。

葛根黄芩黄连汤方解

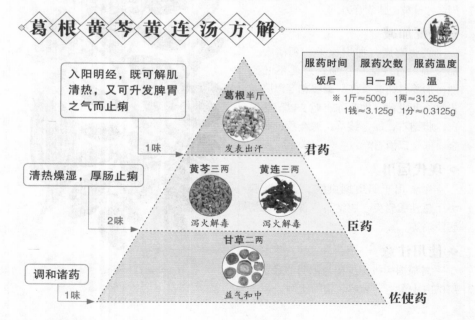

入阳明经，既可解肌清热，又可升发脾胃之气而止痢

葛根半斤
发表出汗
君药
1味

服药时间	服药次数	服药温度
饭后	日一服	温

※ 1斤≈500g 1两≈31.25g
1钱≈3.125g 1分≈0.3125g

清热燥湿，厚肠止痢
2味

黄芩三两
泻火解毒

黄连三两
泻火解毒

臣药

调和诸药
1味

甘草二两
益气和中

佐使药

药材真假识别

葛根正品之野葛：本品呈纵切的长方形厚片或小方块。长5～35cm，厚0.5～1cm。外皮淡棕色，有纵皱纹，粗糙。切面黄白色，纹理不明显。质韧，纤维性强。气微，味微甜。

葛根	黄芩	黄连	甘草
0.01元/g	0.017元/g	0.15元/g	0.11元/g

※ 此价格为市场价，仅供参考

◇ **组 成**

葛根半斤，甘草二两，黄芩、黄连各三两。

◇ **用 法**

水煎服。

◇ **功 效**

解表清热。

◇ **主 治**

表证未解，热邪入里。症见身热，下痢臭秽，肛门灼痛，胸脘烦热，口干渴，喘且汗出，苔黄，脉数。

◇ **现代运用**

临床常用于治疗细菌性痢疾、急性肠炎、胃肠感冒等属表证未解、里热又甚者，以身热下痢，脉数，苔黄为表证要点。

现代研究表明，本方可清热、止泻、抗菌、抗病毒等。

三黄石膏汤

出自《伤寒六书》

三黄石膏芩柏连　　栀子麻黄豆豉全

姜枣细茶煎热服　　表里三焦热盛宣

方解 三黄石膏汤出自陶节庵所著的《伤寒六书》，该方由石膏、黄芩、黄连、黄柏、栀子、麻黄、淡豆豉组成。用时与姜、枣、茶同煎，可发汗解毒，清热解表，用于治疗表证未解，里热已盛证。治伤寒阳证，表里大热而不得汗，或已经汗下，过经不解，六脉洪数，面赤鼻干，舌干口燥，烦躁难眠，谵语鼻衄，发黄发疹，发斑。以上诸证，凡表实无汗，而未入里成实者，均可用之。

- ◆ **药材真假识别** ◆ - - - - - -

葛根非正品之苦葛根：本品呈不规则圆柱形，有的稍扭曲。长10～20cm，直径3～4cm。表面棕褐色，具明显的细纵皱纹和皮孔样突起。质硬，不易折断，断面呈纤维性。气微，味苦，有毒。

三黄石膏汤方解

君药　清热除烦

麻黄三两
发汗解表

石膏二两
生津止渴

黄芩二两
清上焦之热

臣药　清三焦实火，祛表邪

淡豆豉一升
解表祛邪

黄连二两
泻中焦火邪

黄柏二两
泻下焦火邪

栀子十枚
通泄三焦

佐使药　调和脾胃，和中益气

生姜三片
合大枣，调和营卫

大枣一枚
健脾养胃

细茶叶一撮
清热解表

服药时间：睡前　服药次数：日一服
服药温度：温

※ 1斤≈500g　1两≈31.25g　1钱≈3.125g
1分≈0.3125g

麻黄	石膏	黄芩	淡豆豉	黄连	黄柏	栀子	生姜	大枣
0.02元/g	0.001元/g	0.017元/g	0.008元/g	0.15元/g	0.02元/g	0.03元/g	0.006元/g	0.02元/g

※ 此价格为市场价，仅供参考

◇ 组 成

　　石膏、黄连、黄柏、黄芩各二两，淡豆豉一升，栀子十枚，麻黄三两。

◇ 用 法

　　加生姜三片，大枣一枚，细茶叶一撮，水煎服。

◇ 功 效

　　发汗解表，清热解毒。

◇ 主 治

　　伤寒里热已炽，表证未解。症见壮热不发汗，身重拘挛，鼻干口干，烦躁失眠，神昏谵语，脉滑数，发斑。

◇ 现代运用

　　临床常用于治疗各种急性病，见有表邪未解，里热成炽者，以鼻干口干，身热不发汗，烦躁脉数为辨证要点。

药材真假识别

石膏正品：本品呈块状、板块状或纤维状集合体。条痕白色。体重质软，手捻能碎。纵断面具丝绢样光泽，并可见纤维状纹理。气微，味淡。

防风通圣散

出自《素问病机气宜保命集》

> 防风通圣大黄硝　　荆芥麻黄栀芍翘
>
> 甘桔芎归膏滑石　　薄荷芩术力偏饶
>
> 表里交攻阳热盛　　外科疡毒总能消

饶：充足，多。

疡：习惯上，一切外部感染都可称疡。

方解 防风通圣散出自刘完素的《素问病机气宜保命集》。方剂由大黄、芒硝、防风、荆芥、麻黄、栀子、白芍、连翘、川芎、当归、薄荷、白术、桔梗、黄芩、石膏、甘草、滑石组成，用时与姜、葱同煎，可起到疏风解表，泻热通便之功效，可用于治疗风热壅盛，表里俱实证。症见恶寒发热，头晕目眩，目赤睛痛，口苦舌干，咽喉不利，胸脘痞闷，咳嗽气喘，涕唾稠黏，大便燥结，小便短赤。方中诸药合用，表里双解，前后分消，诸证自愈。

防风通圣散方解

君药 疏风散邪，荡涤积滞

麻黄五钱	荆芥五钱	防风五钱	薄荷五钱	大黄五钱	芒硝五钱
发汗解表	疏风止痛	解表祛风	散风热	荡涤泻下	破结通便

臣药 除上部风热清泻肺胃之热　　　　**佐使药** 清热利湿、养血补肝

石膏一两	黄芩一两	连翘五钱	桔梗一两	栀子五钱	滑石五钱	当归五钱
清热止渴	泻热解毒	清热解毒	载药上行	通泄三焦	滑能利窍	补血活血

药材真假识别

石膏非正品之方解石膏： 本品呈不规则块状、斜方柱状晶体，有棱角。白色或黄白色，表面平滑有玻璃样光泽。透明或不透明。敲击时多呈小块斜方体碎裂，断面平坦。气微，味淡，遇冷稀盐酸强烈起泡。

白芍五钱
敛阴和营

川芎五钱
活血止痛

白术五钱
健脾益气

甘草二两
调和诸药

生姜三片
健脾和胃

服药时间：饭后服用　服药次数：日两服

服药温度：温

※ 1斤≈500g　1两≈31.25g　1钱≈3.125g

1分≈0.3125g

麻黄	荆芥	防风	薄荷	大黄	芒硝	石膏	黄芩	连翘
0.02元/g	0.007元/g	0.08元/g	0.006元/g	0.03元/g	0.01元/g	0.001元/g	0.017元/g	0.04元/g
栀子	滑石	当归	白芍	川芎	白术	甘草	生姜	桔梗
0.03元/g	0.003元/g	0.05元/g	0.07元/g	0.02元/g	0.16元/g	0.11元/g	0.006元/g	0.05元/g

※ 此价格为市场价，仅供参考

◆ 组 成

防风、荆芥、连翘、麻黄、薄荷、川芎、当归、白芍、栀子、大黄、芒硝、白术、滑石各五钱，石膏、黄芩、桔梗各一两，甘草二两。

◆ 用 法

上述各药研为粗末，每次服二钱，加生姜三片，水煎服。或作汤剂，依原方用量比例，水煎服。

◆ 功 效

疏风解表，泻热通便。

◆ 主 治

风热壅盛，表里俱实。症见憎寒发热，头目昏眩，目赤睛痛，口苦舌干，咽喉不利，胸膈痞闷，咳呕喘满，涕痰黏稠，便秘，小便赤，并治疮疡肿毒，肠风痔漏，丹斑瘾疹等。

◆ 临证加减

呕涎咳嗽，加姜半夏以下气化痰；无憎寒，去麻黄；内热不盛，去石膏；无大便秘结，去大黄、芒硝；体质壮实，去当归、芍药、白术。

◆ 现代运用

临床上常用于治疗感冒、肺炎、支气管炎、高血压、偏头痛、急性结膜炎、急性肾炎、急性肝炎、肾盂性肾炎、胃肠炎等属风热，表里俱实证。

◆ 使用注意

体虚者及孕妇慎用。

药材真假识别 ·······

木香正品之国产木香：本品呈圆柱形、纵剖片状或板状的块根，表面黄棕色至灰褐色。有明显的扭曲抽皱和侧根痕。质坚，不易折断。气清香浓厚，味辛苦，嚼之不粘牙。

茵 陈 丸

出自《备急千金要方》

茵陈丸用大黄硝　　鳖甲常山巴豆**邀**——邀：邀请，引申为共同应用。

杏仁栀豉蜜丸服　　汗吐下兼三法**超**——超：超出，胜过。

时气毒疠 及 疟痢　　一丸两服量病调

疟痢：包括疟疾和痢疾两种疾病。

时气毒疠：具有强烈传染性的致病邪气。

方解 茵陈丸出自孙思邈的《备急千金要方》，方剂由茵陈、芒硝、鳖甲、栀子、大黄、常山、杏仁、巴豆、豆豉组成。可解表解肌，攻下实热，涌吐痰水。用于治疗患得四季不正之气所致的疟疾、痢疾、黄疸、瘴气等里表兼证。若老人、小儿及体虚者服用，应削减药量，但孕妇忌服。此方备汗、吐、下三法，故能统治诸病。居平当予和之，以备缓急，虽云劫剂，实佳方也。

茵 陈 丸 方 解

君药　利湿清热，主治黄疸

茵陈二两
疏肝理气

常山三两
涌吐截疟

大黄五钱
清热泻火

臣药　助君药荡涤实热

杏仁三两
下气开痹

豆豉五合
解肌发汗

芒硝二两
泻热软坚

佐药　攻除脏腑冷积，清热泻火

鳖甲二两
滋阴退热

巴豆一两
攻除合积

栀子二两
助吐疟痰

服药时间：饭后　服药次数：一或两次
服药温度：凉

※ 1斤≈500g　1两≈31.25g　1钱≈3.125g
1分≈0.3125g

药材真假识别

木香非正品之土木香：根呈圆柱形或长圆锥形，稍弯曲或扭曲。质坚硬，不易折断。折断面不平坦，稍呈角质样，乳白色至浅黄棕色，形成层环状明显，木质部略显放射状纹理。气微，味微苦而辣。

茵陈	常山	大黄	杏仁	豆豉	芒硝	鳖甲	巴豆	栀子
0.004元/g	0.005元/g	0.03元/g	0.07元/g	0.008元/g	0.01元/g	0.07元/g	0.015元/g	0.03元/g

※ 此价格为市场价，仅供参考

◇ 组 成

茵陈、芒硝、鳖甲、栀子各二两，大黄五钱，常山、杏仁各三两，巴豆一两，豆豉五合。

◇ 用 法

上述各药共研细末，炼白蜜为梧桐子般大的丸药，用时先服一丸，服后或吐，或下，或汗，病可愈。若无效、可再服一丸，服药后多饮热水以助药力。

◇ 功 效

攻下涌吐，发表散邪，泄热荡实。

◇ 主 治

疟疾、流行性黄疸、赤白下痢等，属里实兼表证者。

大黄 草部 毒草类
攻积滞 清湿热 泻火

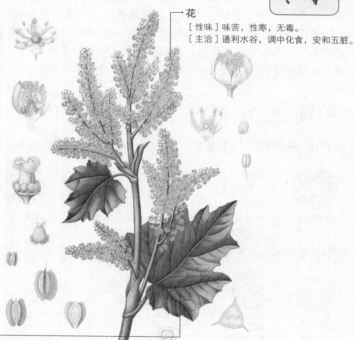

— 花
[性味] 味苦，性寒，无毒。
[主治] 通利水谷，调中化食，安和五脏。

叶
[性味] 味苦，性寒，无毒。
[主治] 能下瘀血，除寒热，破肿块。

药材真假识别

大黄非正品之土大黄：本品呈圆锥形或圆柱形，略弯曲。长8～16cm，直径1～3cm。表面为灰棕色，有皱纹及横长突起的皮孔样疤痕。质硬，横切面黄棕色，可见明显的环纹及放射状纹理。气微，味微苦。

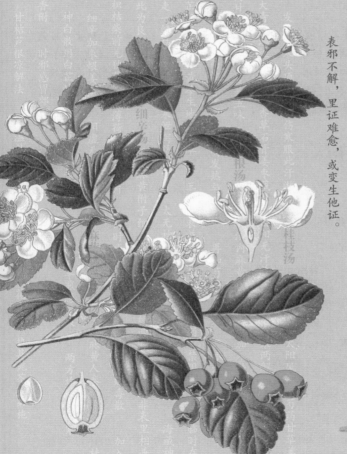

第七章

消补之剂

表里之剂，即表里双解剂。以解表药配合泻下、清里、温里的药物，可治表里同病。表和里是辨别疾病的发病位置，病势轻重的标准。从内外来分，皮毛、经络为外，属表，病势较轻；脏腑为内，属里，病势较重。在临床对于表证未除，而里证又急者，若单用解表，则里邪难除；若仅治其里，而表邪不解，里证难愈，或变生他证。

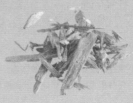

保 和 丸

出自《丹溪心法》

消：消法。八法之一。包括消散和消导两种意义。用以消除食滞及因气血瘀滞而产生痞积的方法。消散导滞破积药，有消食化滞、消痞化积等法。	**保和神曲与山楂**　**芩夏陈翘菔子加** **曲糊为丸麦汤下**　**亦可方中用麦芽** **大安丸内加白术**　**消中兼补效堪夸**	**菔子**：即莱菔子，今北方口语称"萝卜"。 **补**：补法。八法之一。补养人体气血阴阳不足，治疗各种虚证的方法。

方解 保和丸出自《丹溪心法》。方剂由山楂、神曲、茯苓、半夏、陈皮、莱菔子、连翘组成，具有消食和胃之功，用于治疗食积证。症见脘腹痞满胀痛，嗳腐吞酸，厌食呕逆或大便泄泻，舌苔厚腻，脉滑。本方常用于治疗因饮食过度，食积内停引发的胃肠不适，临床常用于消化不良、急慢性胃肠炎等消化系统疾病，以脘腹胀满，嗳腐吞酸，厌食呕恶，苔腻为辨证要点。

保和丸方解

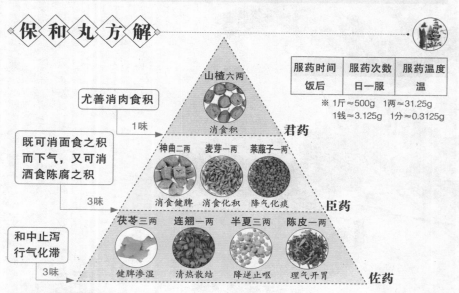

服药时间	服药次数	服药温度
饭后	日一服	温

※ 1斤≈500g　1两≈31.25g
1钱≈3.125g　1分≈0.3125g

尤善消肉食积 —— 1味

山楂六两
消食积 —— **君药**

既可消面食之积而下气，又可消酒食陈腐之积 —— 3味

神曲二两 消食健脾　**麦芽一两** 消食化积　**莱菔子一两** 降气化痰 —— **臣药**

和中止泻行气化滞 —— 3味

茯苓三两 健脾渗湿　**连翘一两** 清热散结　**半夏三两** 降逆止呕　**陈皮一两** 理气开胃 —— **佐药**

药材真假识别
麦芽正品：本品略呈纺锤形。表面淡黄色，背面为外稃包围，腹面为内稃包围，除去内稃后，基部生出胚根及须根，质硬，断面白色，粉性。气微，味酸甘。

山楂	神曲	麦芽	莱菔子	茯苓	连翘	半夏	陈皮
0.012元/g	0.01元/g	0.005元/g	0.01元/g	0.06元/g	0.04元/g	0.12元/g	0.03元/g

※ 此价格为市场价，仅供参考

◆ 组 成

山楂六两，神曲二两，半夏、茯苓各三两，陈皮、连翘、炒莱菔子各一两。

◆ 用 法

上述药研成细末，用神曲煮糊和丸如梧桐子大，每次服七八十丸，用炒麦芽煎汤送下。也可将麦芽一两研成细末，共和丸药中。或作汤剂，水煎服。用量按以原方十分之一为标准。

◆ 功 效

消食和胃。

◆ 主 治

食积。症见脘腹痞满胀痛，嗳腐咽酸，恶心泛呕，或大便泄泻，舌苔厚腻，脉滑等。

◆ 临证加减

食滞较重，脘腹胀痛甚，加枳实、槟榔、厚朴；食积化热明显，舌苔黄腻，嗳腐食臭，加黄连、黄芩；大便秘结，积滞结实，入大黄、槟榔；脾虚便溏，加白术，即《丹溪心法》大安丸，消中有补。

◆ 使用注意

本方药力缓和，宜于食积较轻者。

山楂 果部 山果类
扩张血管及降压 扩张心肌

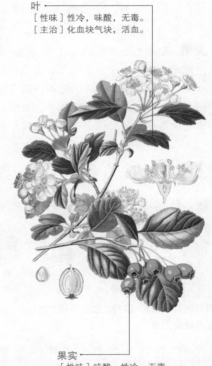

叶
[性味] 性冷，味酸，无毒。
[主治] 化血块气块，活血。

果实
[性味] 味酸，性冷，无毒。
[主治] 煮汁服，止水痢。

麦芽非正品之小麦：颖果呈矩形或卵形，长约0.6 cm。腹面有一深沟，外稃膜质，具条纵脉，内稃与外稃等长。

健脾丸

出自《证治准绳》

健脾参术与陈皮　　枳实山楂麦蘖随
曲糊作丸米饮下　　消补兼行胃弱宜
枳术丸亦消兼补　　荷叶烧饭上升奇

方解 健脾丸为常见的消食导滞药，因具有消食导滞功能而得名。药方出自《证治准绳》，方剂由人参、白术、陈皮、麦芽、山楂、枳实、神曲组成，具有健脾理气，消食和胃的作用，用于治疗脾胃虚弱，脾胃运化失常，饮食内停证。症见食少难消，脘腹胀痞，大便溏薄，倦怠乏力，苔腻微黄，脉弱无力。方剂中各味药物配伍，可起到抗菌，抗胃溃疡，促进消化液分泌的作用。

健脾丸方解

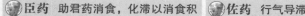
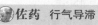

君药 健脾益气		臣药 助君药消食，化滞以消食积			佐药 行气导滞	
			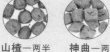			
人参二两 益气健脾	白术二两 和中健脾	山楂一两半 消食	神曲一两 消食和胃	麦芽二两 消食化积	陈皮二两 理气醒脾行气	枳实三两 破痰利膈

服药时间：饭后　服药次数：不拘次数
服药温度：温

※ 1斤≈500g　1两≈31.25g　1钱≈3.125g
　1分≈0.3125g

人参	白术	山楂	神曲	麦芽	陈皮	枳实
0.33元/g	0.16元/g	0.012元/g	0.01元/g	0.005元/g	0.03元/g	0.04元/g

※ 此价格为市场价，仅供参考

药材真假识别

茯苓正品之茯苓：本品呈类球形、椭圆形，扁圆形或不规则团块，大小不一。外皮薄而粗糙，棕褐色至黑褐色，有明显的皱缩纹理。体重质坚实，断面颗粒性，有的具裂隙。外层淡棕色，内部白色，少数淡红色，有的中间抱有松根。无臭味淡，嚼之粘牙。

◇ **组　成**

　　人参、土炒白术、陈皮、炒麦芽各二两，山楂一两半，炒枳实三两。

◇ **用　法**

　　上述六味药共研细末，用神曲煮糊做成丸药，如梧桐子大，每次服三钱，用米汤或温开水送下。

◇ **功　效**

　　健脾消食。

◇ **主　治**

　　脾胃虚弱，饮食内积。症见食少难消，脘腹痞闷，体倦少气。

◇ **临证加减**

　　脾胃虚寒兼食滞，去黄连，加干姜以温中祛寒。

◇ **现代运用**

　　临床上常用于治疗各种慢性消化不良、小儿营养不良、慢性肠胃炎、胃肠神经官能症等属脾虚食积者。以便稀，食少，脘闷，苔腻微黄，脉弱为辨证要点。

　　现代临床研究发现，健脾丸对肿瘤患者化疗后遗留的消化系统病症有良好的治疗作用，对患者化疗后体力的恢复也有较为明显的辅助作用。

参苓白术散

出自《太平惠民和剂局方》

参苓白术扁豆陈	山药甘莲砂薏仁

上浮：载药上行。

桔梗**上浮**兼保肺	枣汤调服益**脾神**

脾神：即脾。

方解　参苓白术散出自《太平惠民和剂局方》，方剂由人参、茯苓、白术、陈皮、山药、炙甘草、扁豆、莲子肉、砂仁、薏苡仁、桔梗组成。用时与大枣同煎，可益气健脾，渗湿止泻，用于治疗脾虚湿盛及气机阻滞所致的水肿。症见进食减少，胸腹闷胀，吐泻乏力，形体消瘦，面色萎黄，舌苔白腻，脉细缓。方中诸药配合，培补中焦脾胃之气，旺脾祛湿，调畅气机。服用时，用量上宜由小变大，中病即止。

● **药材真假识别** ●

茯苓正品之茯苓皮：本品为削下的茯苓外皮，形状大小不一。外面棕褐色至黑褐色，内面白色或淡棕色。质较松软，略具弹性。

参苓白术散方解

君药 益气脾胃

人参二斤	白术二斤	茯苓二斤
大补脾胃之气	健脾燥湿	渗湿健脾

臣药 助君药健脾益气

山药二斤	莲子肉一斤	扁豆一斤	薏苡仁一斤
益气健脾涩肠	补脾涩肠	健脾化湿	健脾利湿

佐使药 载药上行，培土生金

陈皮二斤	炙甘草二斤	桔梗一斤	大枣适量	砂仁一斤
理气开胃	调和诸药	宣开肺气，通调水道	补益脾胃	化湿醒脾，行气和胃

服药时间：饭后　服药次数：一日两服
服药温度：温

※ 1斤≈500g　1两≈31.25g　1钱≈3.125g
1分≈0.3125g

人参	白术	茯苓	山药	莲子肉	扁豆
0.33元/g	0.16元/g	0.06元/g	0.015元/g	0.07元/g	0.01元/g
薏苡仁	砂仁	桔梗	炙甘草	大枣	陈皮
0.01元/g	0.4元/g	0.05元/g	0.11元/g	0.02元/g	0.03元/g

※ 此价格为市场价，仅供参考

◆ 组 成

人参、茯苓、白术、陈皮、山药、炙甘草各二斤，扁豆一斤，莲子肉、砂仁、薏苡仁、桔梗各一斤。

◆ 用 法

上述十一味药共研细末，每次服二钱，用大枣煎汤送下。本方做成丸药（水丸）即"参苓白术丸"，每次服一百丸，每日两次，用枣汤或温开水送下，或作汤剂水煎服，用量按原方比例酌情加减。

◆ 功 效

健脾益气，渗湿止泻，补肺气。

◆ 主 治

脾胃虚弱夹湿证。症见饮食减少，疲劳乏力，便溏，或泻，或吐，体瘦，胸脘闷胀，舌苔白腻，脉细缓或虚缓等。

◆ 使用注意

临床上常用于治疗慢性胃肠炎、贫血、慢性肾炎等脾湿证，也可用于慢性

药材真假识别

砂仁正品之阳春砂：本品呈椭圆形或卵圆形，表面棕褐色，密生刺状突起。顶端花被残基明显，基部有果柄。种子呈不规则多面体，表面红棕色或暗褐色。气芳香，味辛凉。

支气管炎、肺结核等肺脾虚证。以泄泻或咳嗽痰白，舌苔白腻，脉虚缓为辨证要点。现代研究表明，小剂量的服用本方有兴奋肠管蠕动的作用，大剂量的服用则有抑制作用，可解除肠管痉挛，并能增加肠管对水和氯离子的吸收率，以抑制为主，兴奋为辅，调节胃肠活动。

薏苡仁 果部 山果类

利水消肿 健脾祛湿

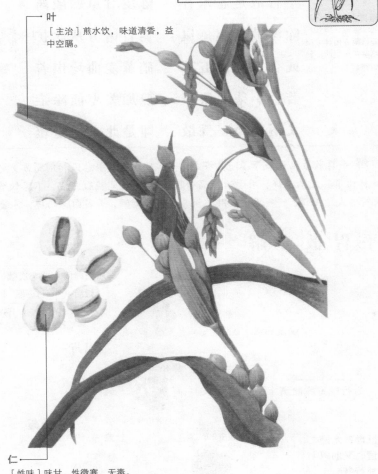

叶
［主治］煎水饮，味道清香，益中空膈。

仁
［性味］味甘，性微寒，无毒。
［主治］主筋急拘挛、不能屈伸，风湿久痹，可降气。

◆ 药材真假识别 ◆

砂仁非正品之红壳砂仁：本品呈类球形，表面棕褐色，纵向棱线明显，刺状突起疏生且较大。顶端具花被残基，基部果柄较长。表面红棕色，外被淡棕色假种皮，略光滑，可见条状纹理。气弱，味淡。

平胃散

出自《简要济众方》

瘴岚：又称山岚瘴气，瘴毒、瘴气。即指南方山林中湿热蒸郁产生的一种病邪。

平胃散是苍术朴　　陈皮甘草四般药

除湿散满驱瘴岚　　调胃诸方从此扩

或合二陈或五苓　　硝黄麦曲均堪着

若合小柴名柴平　　煎加姜枣能除疟

又不换金正气散　　即是此方加夏藿

此扩：在此，指平胃散。扩，即扩充、扩展。

堪：能够，可以。

方解 平胃散最初记载于《简要济众方》，后在《太平惠民和剂局方》更加明确地标出了其主治病证，用于治疗湿滞脾胃证。症见脘腹胀满，不思饮食，口淡无味，大便溏泻，嗳气吞酸，肢体沉重，困倦嗜睡，舌苔白腻而厚，脉缓。

◆平胃散方解◆

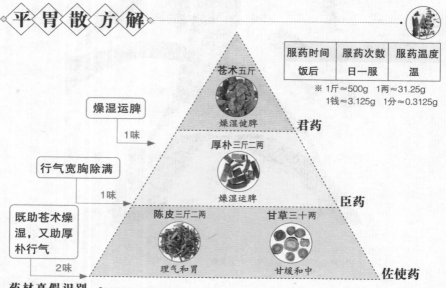

服药时间	服药次数	服药温度
饭后	日一服	温

※ 1斤≈500g　1两≈31.25g
1钱≈3.125g　1分≈0.3125g

苍术五斤
燥湿健脾
君药

燥湿运脾
1味

厚朴三斤二两
燥湿运脾
臣药

行气宽胸除满
1味

既助苍术燥湿，又助厚朴行气
2味

陈皮三斤二两
理气和胃

甘草三十两
甘缓和中

佐使药

药材真假识别

厚朴正品之凹叶厚朴：本品呈卷筒状。厚约0.4cm。外表面淡棕色，多纵裂沟，皮孔大，开裂呈唇形。

苍术	厚朴	陈皮	甘草
0.05元/g	0.014元/g	0.03元/g	0.11元/g

※ 此价格为市场价，仅供参考

◇ 组 成

苍术五斤，姜制厚朴、陈皮各三斤二两，甘草三十两。

◇ 用 法

上述四味药共研细末，每次服用二钱，加生姜两片、大枣两枚同煎，去姜枣，饭前服用。或以生姜、大枣煎汤送下，或六味药作汤剂水煎服。

◇ 功 效

燥湿运脾，行气和胃。

◇ 主 治

湿滞脾胃。症见腹胀，不思饮食，口淡无味，呕吐泄泻，嗳气吞酸，肢体沉重，怠懒嗜卧，舌苔白腻且厚，脉缓等。长期服用可调气暖胃，化宿食，消痰饮，辟风寒湿冷非节之气。

◇ 临证加减

中焦湿热见口苦咽干，舌苔黄腻，加黄连、黄芩以清热燥湿；寒湿见舌淡肢冷，加干姜、草豆蔻以温寒化湿；湿甚泄泻，加茯苓、泽泻以利湿止泻；胃逆呕甚，加砂仁、半夏以和胃止呕。

◇ 现代运用

临床上主要用于慢性肠炎、传染性肝炎、慢性胃炎、胃及十二指肠溃疡、肠梗阻、小儿厌食、急性湿疹、婴幼儿腹泻等。

◇ 使用注意

脾胃虚弱者及孕妇不宜服用本方。

附 方

方名	组成	用法	功用	主治
平陈汤	本方加半夏、橘红各五两，白茯苓三两，炙甘草一两半	水煎服	燥湿健脾，理气化痰	痰湿中阻，脾胃失和，胸膈痞闷，不思饮食，咳嗽，恶心等
加味平胃散	本方加麦芽、神曲	水煎服	燥湿散满，消食和胃	湿滞脾胃，宿食不消，脘腹胀满，不思饮食，嗳腐吞酸。若有大便秘结症状，可加大黄、芒硝
柴平汤	本方合小柴胡汤	水煎服	和解少阳，祛湿和胃	湿疟。症见身痛，手足沉重，寒多热少，脉濡等
不换金正气散	本方加藿香、半夏	水煎服	行气化湿，和胃止呕	四时伤寒瘴疫时气（感受四时不正之气）。症见腰背拘挛，咳嗽痰涎，霍乱吐泻

厚朴正品之凹叶厚朴：内表面紫棕色，有密集纹理，折断面外层呈颗粒状，内层呈裂片状，气芳香，味微苦。

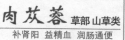

肉苁蓉 草部 山草类

补肾阳 益精血 润肠通便

一花

［性味］味甘，性微温，无毒。
［主治］治妇女腹内积块，久服
则轻身益髓。

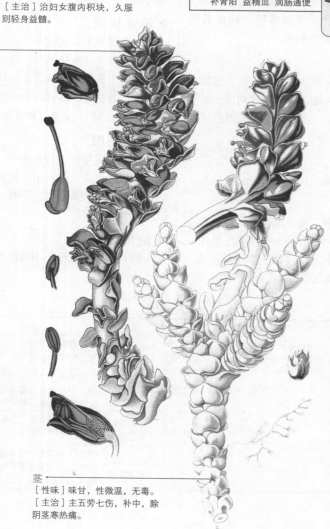

茎

［性味］味甘，性微温，无毒。
［主治］主五劳七伤，补中，除
阴茎寒热痛。

药材真假识别

鳖甲正品：本品呈类椭圆形，背部稍隆起。外表面灰褐色或墨绿色。前端有冀状颈板1块，两侧各有左右
对称的肋板8块，椎板纵列，每块椎板呈不规则长方形。内表面类白色，质坚硬，气微腥。

第八章

理气之剂

理气之剂，即理气剂。能调理气机，行气降气。

气为一身之主，升降出入，周行全身，只有气机调畅，才能温养内外，使五脏六腑、四肢百骸得以正常活动。情志失常，寒温不适，饮食失调，劳倦过度等，均可引起气之升降失调，导致气机郁滞或气逆不降等气机失调的病证。

使用理气剂，应注意辨清病情的寒热虚实与有无兼夹，分别予以不同的配伍。

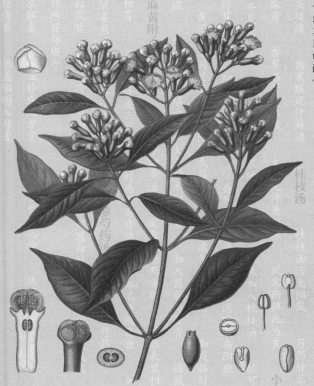

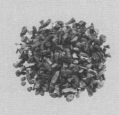

补中益气汤

出自《内外伤辨惑论》

	补中益气芪术陈	升柴参草当归身
擅: 专。	虚劳**内伤**功独**擅**	亦治**阳虚**外感因
内伤: 由七情不节，饮食饥饱，房劳过度而致的病证。	木香苍术易归术	调中益气畅脾神

阳虚: 阳气不足，功能衰退。

方解 补中益气汤出自李东垣的《内外伤辨惑论》，方剂由黄芪、人参、炙甘草、白术、陈皮、当归身、升麻、柴胡组成。用时与生姜、大枣同煎，可补中益气，升阳举陷。用于治疗脾虚气陷证。症见困倦少食，饮食乏味，少气懒言，面色萎白，大便稀溏，脉大而虚软。不耐劳累，动则气短，不胜风寒；或脱肛、子宫脱垂，久泻久痢，便血崩漏等。

补中益气汤方解

服药时间	服药次数	服药温度
饭后	日两服	温

※ 1斤≈500g　1两≈31.25g
1钱≈3.125g　1分≈0.3125g

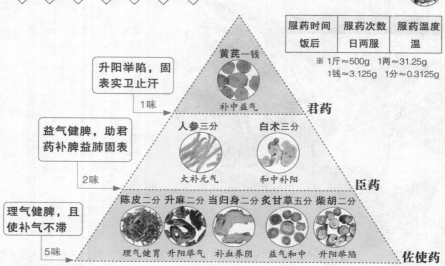

升阳举陷，固表实卫止汗　1味 → 黄芪一钱　补中益气　**君药**

益气健脾，助君药补脾益肺固表　2味 → 人参三分　大补元气　白术三分　和中补阳　**臣药**

理气健脾，且使补气不滞　5味 → 陈皮二分 理气健胃　升麻二分 升阳举气　当归身二分 补血养阴　炙甘草五分 益气和中　柴胡二分 升阳举陷　**佐使药**

药材真假识别

黄芪非正品之东俄洛黄芪：本品呈长圆锥形，少分枝，中心疏松或空洞状。表面淡黄色至深黄色，常见须根痕和凸起。质地疏松，柔韧，不易折断，断面纤维性弱，皮部约占半径的1/2。味甜，具豆腥气。

黄芪	人参	白术	当归身	陈皮	升麻	柴胡	炙甘草
0.08元/g	0.33元/g	0.16元/g	0.05元/g	0.03元/g	0.022元/g	0.08元/g	0.11元/g

※ 此价格为市场价，仅供参考

◇ 组 成

黄芪（病甚，劳倦热甚者）一钱，炙甘草五分，人参、白术各三分，陈皮、升麻、柴胡各二分或三分，当归身二分。

◇ 用 法

上述八味药切碎，水煎一次，去渣，空腹温服。亦可照本方做成蜜丸或水丸，即"补中益气丸"，每次服二至三钱，每日服用两次，温开水送下。

◇ 功 效

补中益气，升阳举陷。

◇ 主 治

①脾胃气虚证。症见饮食减少，体倦肢软，少气懒言，面色虚白，大便稀溏，脉大而虚软。

②气虚发热证。症见身热，自汗，渴喜温饮，气虚短乏力，舌淡，脉虚大无力等。亦见头痛恶寒，稍动即气喘。

③气虚下陷证。症见脱肛、子宫脱垂，便血崩漏，久泻久痢等。

◇ 临证加减

头痛，较轻者加蔓荆子，较重者加川芎，以升阳止痛；腹痛，加白芍以缓急止痛；气滞脘腹痞胀，加枳壳、砂仁、木香；久泻日久不愈，加诃子、莲子肉、肉豆蔻以涩肠止泻；发热心烦较甚，加黄柏、生地以泻下焦之阴火；外感风寒，恶寒发热头痛，加苏叶、防风以扶正祛邪。

◇ 使用注意

血虚感寒或湿温初起者禁用本方。

升麻 草部 山草类

清热解毒 升举阳气

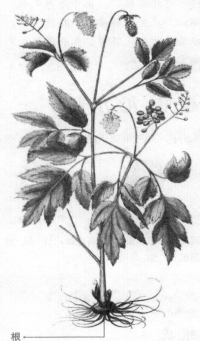

根

[性味] 味甘、苦，性平、微寒，无毒。

[主治] 解百毒，辟瘟疫瘴气邪气蛊毒。

越鞠丸

出自《丹溪心法》

越鞠：鞠，弯曲也，郁也。吴昆注释本方名"越鞠者，发越鞠郁之谓也"。

越鞠丸治六般郁	气血痰火湿食因
芎苍香附兼栀曲	气畅郁舒痛闷伸
又六郁汤苍芎附	甘苓橘半栀砂仁

方解 越鞠丸出自《丹溪心法》，方剂由香附、苍术、川芎、栀子、神曲组成。可行气解郁，用于治疗气郁，血郁，痰郁，火郁，湿郁，食郁这六种郁证。症见胸膈痞闷，脘腹胀痛，吞酸呕吐，饮食不化，牙痛口疮等。本方着重于行气解郁，气机通畅，则诸郁自解。临证应用时，可根据六郁的偏重适当加减。

越鞠丸方解

| 君药　理气解郁止痛 | 臣药　既可助香附行气解郁，又可活血祛瘀治郁 |

  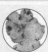

香附等分
行气解郁

苍术等分
燥湿健脾

川芎等分
行气活血

栀子等分
清热泻火

神曲等分
消食和胃

服药时间：饭后服用　服药次数：日一服
服药温度：温

※ 1斤≈500g　1两≈31.25g　1钱≈3.125g
1分≈0.3125g

香附	苍术	川芎	栀子	神曲
0.01元/g	0.05元/g	0.02元/g	0.03元/g	0.01元/g

※ 此价格为市场价，仅供参考

◇ 组 成

川芎、苍术、香附、栀子、神曲各等分。

◇ 用 法

上述五味药共研细末，用水做成丸药如绿豆大，每次服三钱，温开水送下。

药材真假识别

苍术正品之北苍术：本品呈疙瘩块状或结节状。长4～9cm，直径1～4cm。表面黑棕色，除去外皮者黄棕色。质较疏松，易折断，断面散有黄棕色点。气淡，味辛苦。

亦可依原方用量比例酌情增减药剂量做汤剂，水煎服。

◇ **功效**

行气解郁。

◇ **主治**

六郁。症见胸膈痞闷，脘腹胀痛，嗳腐吞酸，恶心呕吐，消化不良等。

◇ **临证加减**

根据六郁之偏重，调整方中药物各药用量、剂量随症加减。气郁偏重，胸膈脘腹，胀满疼痛，偏用香附，可酌加木香、青皮、枳壳、厚朴等；血郁偏重，胁肋刺痛，舌质黯，重用川芎，酌加桃仁、红花、赤

芍等；湿郁偏重，舌苔白腻，重用苍术，酌加茯苓、泽泻等；食郁偏重，嗳腐厌食，重用神曲，酌加山楂、麦芽等；心烦口渴，火郁偏重，舌红苔黄，重用山栀，酌加黄芩、黄连等；痰郁甚，苔腻脉滑，咳吐痰涎，酌量加半夏、栝楼、橘红等。

◇ **现代运用**

主要用于胃肠神经官能症、慢性胃炎、胃及十二指肠溃疡等属郁证者。

◇ **使用注意**

血虚阴亏者忌用；不宜与西药磺胺类及大环内酯类药物同时服用，以免伤肾。

四 七 汤

出自《三因方》

四七汤理 七情气　半夏厚朴茯苓苏

七情气：由喜怒忧思悲恐惊七情影响而致的气郁。

姜枣煎之舒郁结　痰涎呕痛尽能 纾 —— **纾**：缓和，解除。

又有局方名四七　参桂夏草妙更殊

方解 四七汤出自陈言的《三因方》，方剂由半夏、茯苓、厚朴、紫苏叶组成。用时与生姜、大枣同煎，可行气散结，降逆化痰，用于治疗痰涎凝聚证及由喜、怒、悲、恐、忧、思、惊七情影响而致的气郁，故名"四七汤"。

药材真假识别

川芎非正品之东川芎：本品外形与川芎相似，为不规则团块状。长3～10cm，直径2～5cm。暗褐色，表面有皱缩的结节状轮环，断面淡褐色，有特异的芳香，味微苦。

四七汤方解

| 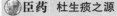 **君药** 化痰散结 | **臣药** 杜生痰之源 | **佐药** 宽中散邪解郁，引药入咽 |

制半夏五钱　**姜制厚朴**三钱　**茯苓**四钱　　**紫苏叶**二钱　**生姜**三片　**大枣**两枚
降逆和胃　　下气除满　　健脾渗湿　　芳香疏散　辛散化痰　健脾养血

服药时间：饭后　服药次数：日一服

服药温度：温

※ 1斤≈500g　1两≈31.25g　1钱≈3.125g
1分≈0.3125g

制半夏	姜制厚朴	茯苓	紫苏叶	生姜	大枣
0.12元/g	0.014元/g	0.06元/g	0.013元/g	0.006元/g	0.02元/g

※ 此价格为市场价，仅供参考

◆ 组 成

制半夏五钱，姜制厚朴三钱，茯苓四钱，紫苏叶二钱。

◆ 用 法

上述各药切碎，加生姜三片，大枣两枚，水煎服。

◆ 功 效

行气解郁，降逆化痰。

◆ 主 治

七情气郁，痰涎结聚。症见咽中有异物感，咳吐不出，吞咽不下，胸满喘急，或咳或呕，或攻冲作痛。

◆ 现代运用

临床常用于治疗食道痉挛、慢性喉炎、梅核气、呼吸道炎症、胃肠神经官能症、慢性胃炎、胃下垂等属于痰气郁结者。

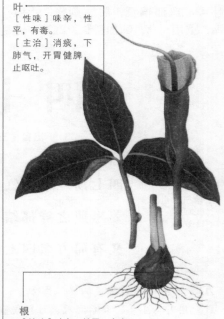

叶
［性味］味辛，性平，有毒。
［主治］消痰，下肺气，开胃健脾止呕吐。

根
［性味］味辛，性平，有毒。
［主治］主伤寒寒热，心下坚，胸胀咳逆。

药材真假识别

紫苏叶正品：本品叶片多皱缩卷曲，破碎，完整者展平后呈卵圆形。两面紫色或上表面绿色，下表面紫色。质脆。带嫩枝者，枝的直径0.2～0.5cm，紫绿色，断面中部有髓。气清香，味微辛。

附方

方名	组成	用法	功用	主治
《局方》四七汤	人参、肉桂、炙甘草各一两，制半夏五两	共研粗末，每次服三钱，加生姜3片同煎温服	温中解郁，散结化痰	七情气郁，痰涎结聚，虚冷上气。症见不思饮食，心腹绞痛，臌胀喘急等

苏子降气汤

出自《备急千金要方》

苏子降气橘半归　前胡桂朴草姜依
下虚上盛痰嗽喘　亦有加参贵合机

上盛：痰涎上壅于肺。
下虚：肾阳虚衰。
依：傍着，归向。
合机：符合病机。

方解 苏子降气汤出自唐代孙思邈的《备急千金要方》，原名“紫苏子汤”，后被录入《太平惠民和剂局方》，名“苏子降气汤”。方剂由苏子、橘红、制半夏、当归、前胡、厚朴、肉桂、炙甘草组成，与生姜同煎可祛痰止咳。用于治疗上实下虚之喘咳证。症见痰涎壅盛，喘咳气短，胸膈满闷，或腰疼脚软，咽喉不利，肢体倦怠，肢体浮肿，舌苔白滑或白腻。因本方具有祛痰，缓解呼吸困难，镇咳，促进血液循环等作用，临床上常用于治疗慢性支气管炎，支气管哮喘等呼吸道疾病。

苏子降气汤方解

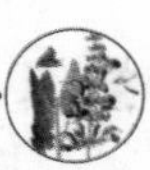

君药 祛痰止咳

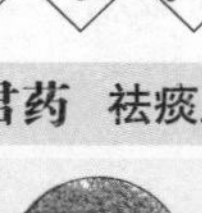

苏子二两半
降气平喘

臣药 下气消痰，降逆除满，四药合用，助紫苏子降气祛痰平喘

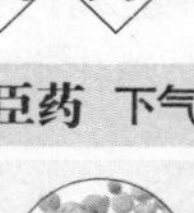

制半夏二两半
降逆化痰

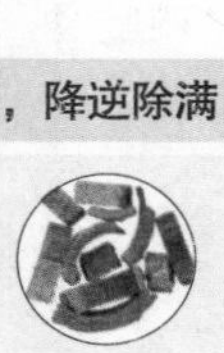

厚朴一两
降气宽胸

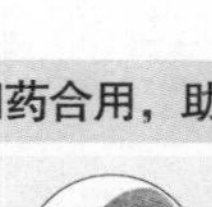

橘红一两半
燥湿化痰

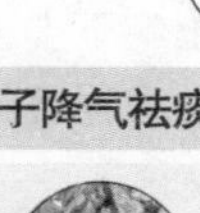

前胡一两
降逆除满

药材真假识别

紫苏子正品：本品呈卵圆形或类球形。直径约0.06～0.20cm。表面灰棕色或灰褐色，有微隆起的暗紫色网纹。基部稍尖，有灰白色点状果梗痕。果皮薄而脆，类白色，有油性。压碎有香气，味微辛。

佐使药 既可治咳逆上气，又可制约温药之燥

炙甘草二两
和中益气

当归一两半
养血补虚，治咳逆上气

生姜三片
和胃散寒

肉桂一两半
温肾壮阳，纳气平喘

服药时间：饭后　服药次数：日两服
服药温度：温

※ 1斤≈500g　1两≈31.25g　1钱≈3.125g
1分≈0.3125g

苏子	制半夏	厚朴	橘红	前胡
0.012元/g	0.12元/g	0.014元/g	0.01元/g	0.05元/g
肉桂	**当归**	**生姜**	**炙甘草**	
0.03元/g	0.05元/g	0.006元/g	0.11元/g	

※ 此价格为市场价，仅供参考

◇ 组 成

苏子、制半夏各二两半，当归、橘红各一两半，前胡、厚朴各一两，肉桂一两半，炙甘草二两。

◇ 用 法

上述各药共研细末，每次用二三钱，加生姜三片同煎温水服下。依本方制成的水丸与本方组成成分相同，即"苏子降气丸"，每次服一至三钱，每日服用两次，温开水送下。

◇ 功 效

降气平喘，祛痰止咳。

◇ 主 治

上实下虚证。症见痰涎壅盛，咳喘气短，胸膈满闷，或腰膝酸软，肢体倦怠，或肢体浮肿，舌苔白滑或白腻等。

◇ 临证加减

痰涎壅盛，喘咳气逆，卧则甚，加沉香降气平喘；兼风寒表证，加麻黄、杏仁宣肺止喘，疏散外邪；兼气虚，加人参以益气扶正。

◇ 现代运用

主要用于慢性支气管炎、支气管哮喘、肺气肿等属痰涎壅肺或兼肾阳不足者。

◇ 使用注意

肺肾阴虚、肺热痰盛之喘咳忌用本方。不宜与阿司匹林同时服用，以免加剧其对消化道的损害。

• 药材真假识别 •

苏子非正品之白苏子：本品性状与紫苏类似，主要不同点为：果实较大，直径0.18～0.25cm。表面灰色或淡灰色，有微隆起的网纹。

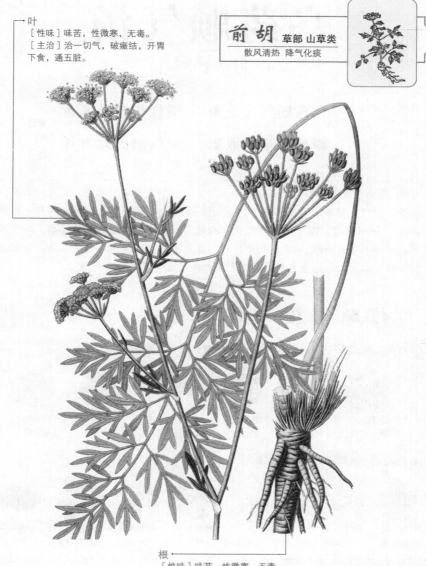

叶
[性味] 味苦，性微寒，无毒。
[主治] 治一切气，破癥结，开胃
下食，通五脏。

前 胡　草部 山草类
散风清热 降气化痰

根
[性味] 味苦，性微寒，无毒。
[主治] 主痰满，疗胸胁痞塞，心腹气滞。

旋覆花正品：本品呈扁球形或类球形。总苞由多数苞片组成，呈覆瓦状排列，苞片披针形或条形，灰黄色。体轻，易散碎。气微，味微苦。

乌药顺气汤

出自《济生方》

中气：病证名，气类中风类型之一。指因怒动肝气、气逆上行所致的突然昏倒，不知人事，牙关紧闭，身体四肢逆冷等症。

乌药顺气芎芷姜　　橘红枳桔及麻黄

僵蚕炙草姜煎服　　中气厥逆此方详

厥逆：四肢逆冷。

详：周密完备。

方解 乌药顺气汤出自严用和的《济生方》，方剂由乌药、陈皮、川芎、白芷、枳壳、桔梗、麻黄、僵蚕、炮姜、炙甘草组成。用时与生姜、大枣同煎可行气祛痰，疏风开窍，用于治疗中气攻入四肢。症见突然昏厥，骨节疼痛，遍身周麻，不知人事，四肢厥冷，头晕目眩，牙关紧闭，脉沉伏，语言蹇涩，口眼歪斜等症。本方以乌药为主药，兼顺表里之气，故名"乌药顺气汤"。

乌药顺气汤方解

君药 通调逆气

乌药二钱
降逆止痛

臣药 助君药理气，调畅气机

陈皮二钱
理气健胃

炒枳壳一钱
理气化痰

麻黄一钱
宣肺散邪

桔梗一钱
宣通肺气

佐使药 活血通阳，祛风止痛

川芎一钱
活血止痛

白芷一钱
和血散风

僵蚕五分
祛风解痉，化瘀散结

炮姜五分
温经通阳

炙甘草五分
调和诸药

生姜三片
调和营卫

大枣一枚
调和营卫

服药时间：饭后服用　服药次数：日一服

服药温度：温

※ 1斤≈500g　1两≈31.25g　1钱≈3.125g
1分≈0.3125g

药材真假识别

乌药正品：本品多呈纺锤形，略弯曲，有的中部收缩成连珠状。表面黄棕色或黄褐色，有纵皱纹及稀疏的细根痕。质坚硬，表面黄白色或淡黄棕色，中心颜色较深。气香，味微苦、辛。

乌药	陈皮	炒枳壳	麻黄	桔梗	川芎
0.015元/g	0.03元/g	0.018元/g	0.02元/g	0.05元/g	0.02元/g
白芷	僵蚕	炮姜	炙甘草	生姜	大枣
0.009元/g	0.14元/g	0.006元/g	0.11元/g	0.006元/g	0.02元/g

※ 此价格为市场价，仅供参考

◆ **组成**

乌药、陈皮各二钱，麻黄（去根节）、川芎、白芷、炒枳壳、桔梗各一钱，炮姜、僵蚕、炙甘草各五分。

◆ **用法**

加生姜三片，大枣一枚，水煎服。

◆ **功效**

顺气、化痰、祛风。

◆ **主治**

中气证。症见突然昏厥，不省人事，四肢逆冷，脉沉伏等；或中风而遍身木麻，骨节疼痛，步履艰难，语言謇涩，口眼斜，喉中气急有痰者。

四 磨 汤

出自《济生方》

实者：身体壮实之人。	四磨亦治七情侵	人参乌药及槟沉
	浓磨煎服调逆气	实者 枳壳易人参
	去参加入木香枳	五磨饮子白酒斟

方解 四磨汤出自严用和的《济生方》，方剂由人参、乌药、槟榔、沉香组成。行气降逆，宽胸散结，用于治疗肝气郁结证。症见肝气郁结，胸膈烦闷，上气喘急，心下痞满，不思饮食，苔白脉弦。肝主疏泄，若情志不畅，即会导致肝失疏泄，肝气郁结，进而损及肺胃。本方以疏散郁结肝气为本。行气降气并用而以行气为主，以益气扶正为辅，使郁开而不伤正。方中四药非久煎不能出性，但煎煮过久又会使芳香之气散失而减弱疗效。因此制作药剂时采用的是先磨浓汁再和水煎沸的方法，故名"四磨汤"。

- ● **药材真假识别** ● - - - - -

沉香正品之国产沉香：本品呈不规则块片状，有的为小碎块。表面凹凸不平，有刀痕，偶具孔洞，可见黑褐色树脂与黄白色相间斑纹。孔洞及凹窝表面多呈朽木状。质坚实，断面刺状。气芳香，味苦。

四磨汤方解

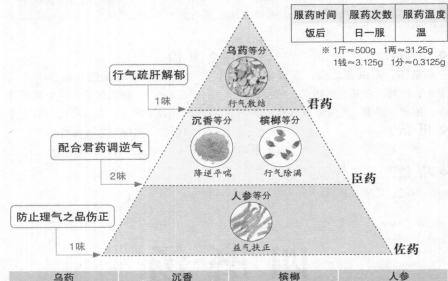

服药时间	服药次数	服药温度
饭后	日一服	温

※ 1斤≈500g　1两≈31.25g
1钱≈3.125g　1分≈0.3125g

乌药等分
行气散结
君药

行气疏肝解郁 → 1味

沉香等分 降逆平喘　　槟榔等分 行气除满
臣药

配合君药调逆气 → 2味

人参等分
益气扶正
佐药

防止理气之品伤正 → 1味

乌药	沉香	槟榔	人参
0.015元/g	1.3元/g	0.015元/g	0.33元/g

※ 此价格为市场价，仅供参考

◇ 组 成

人参、乌药、槟榔、沉香各等分。

◇ 用 法

上述四味药磨浓汁后和水煎三四沸，温服。

◇ 功 效

行气疏肝，降逆宽胸，兼益气。

◇ 主 治

七情不畅，肝气郁结，气逆不降。症见胸膈烦闷，心下痞满，上气喘急，不欲饮食等。

◇ 临证加减

体壮气实而气结甚，见大怒，心腹胀痛，可易人参，加木香、枳实以行气破结；气滞肠闭见大便秘结，腹满胀痛，加枳实、大黄以通便导滞；下焦虚冷，阴寒冲逆见喘急、肢冷腰痛，可同时送服金匮肾气丸。

◇ 使用注意

本方乃破降之峻剂，正气亏虚之神倦，脉弱者慎用。

药材真假识别

沉香非正品之劣沉香：本品呈不规则块状。表面凹凸不平，有刀痕，偶具孔洞，无或少见黑褐色树脂与黄白色相间斑纹，孔洞及凹窝表面多呈朽木状。质坚实，断面刺状。气芳香，味淡。

附方

方名	组成	用法	功用	主治
五磨饮子	四磨汤去人参，加木香、枳实各等分	用白酒磨汁服	行气降逆	大怒暴厥（即因大怒而昏厥，气息闭塞）或七情郁结等。症见心腹胀痛，或走注攻痛

定喘汤

出自《摄生众妙方》

肺寒膈热： 指素体多痰（膈间有痰），又外感风寒，肺气壅闭，不得宣降（即肺寒），痰不得出，郁结生热（即膈热）。

定喘白果与麻黄　款冬半夏白皮桑

苏杏黄芩兼甘草　肺寒膈热喘哮尝

喘哮： 即呼吸急促，升多降少，喉间有痰声像青蛙叫一样。

方解 定喘汤出自明代张时彻之《摄生众妙方》，方剂由白果、麻黄、半夏、款冬花、桑白皮、苏子、杏仁、黄芩、甘草组成。用时与生姜同煎，可宣肺降气，清热化痰。主治风寒外束，痰热壅肺，哮喘咳嗽，痰稠色黄，胸闷气喘，喉中有哮鸣声，或有恶寒发热，舌苔薄黄，脉滑数。方中诸药相配，外祛风寒，内消痰热，则咳喘自平。

定喘汤方解

君药　补降肺气

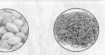

白果二十一枚
敛肺定喘

麻黄三钱
宣肺消喘，解表散寒

臣药　清泄膈热

黄芩一钱五分
清热化痰

桑白皮三钱
泻肺平喘

佐使药　降气平喘，化痰止咳

杏仁一钱五分
泄肺气之逆

款冬花三钱
润肺下气

苏子二钱
宽中利气

药材真假识别

桑白皮正品： 本品呈扭曲的卷筒状、槽状或板片状。外表面白或淡黄白色，较平坦；内表面黄白色或灰黄色，有细纵纹。体轻，质韧，纤维性强，难折断，撕裂时有粉尘飞扬。

半夏三钱
燥湿化痰

甘草一钱
调和诸药

服药时间：不拘时间　服药次数：日两服
服药温度：温

※ 1斤≈500g　1两≈31.25g　1钱≈3.125g
1分≈0.3125g

白果	麻黄	黄芩	桑白皮	杏仁	款冬花	苏子	半夏	甘草
0.016元/g	0.02元/g	0.017元/g	0.02元/g	0.07元/g	0.06元/g	0.012元/g	0.12元/g	0.11元/g

※ 此价格为市场价，仅供参考

◇ 组 成

白果二十一枚，麻黄、款冬花、半夏、桑白皮各三钱，苏子二钱，杏仁、黄芩各一钱五分，甘草一钱。

◇ 用 法

上述九味药水煎服。

◇ 功 效

宣肺降气，化痰平喘。

◇ 主 治

风寒外束，痰热内蕴。症见咳嗽气喘，痰多气急，痰稠色黄，恶寒发热，舌苔黄腻，脉滑数。

◇ 临证加减

无风寒外束，麻黄可酌情减量，或用炙麻黄，取其宣肺平喘之功效；痰稠难咳，酌加栝楼、胆南星清热化痰；肺热偏重，加石膏、鱼腥草以清泄肺热。

◇ 现代运用

临床上常用于治疗支气管哮喘，急慢性支气管炎等呼吸道疾病者。

款冬花 草部 隰草类
润肺下气　止咳化痰

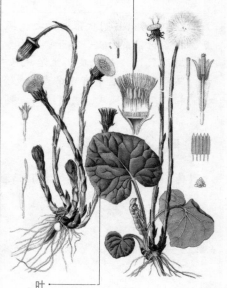

花
[性味] 味辛，性温，无毒。
[主治] 各种惊痫寒热邪气。

叶
[性味] 味辛，性温，无毒。
[主治] 主咳嗽上气，哮喘，喉痹。

- - - - - - **药材真假识别** -

桑白皮非正品之华桑：本品呈槽状或板片状，形状及大小不一。表面多具暗紫褐色，可见圆形或横向皮孔样疤痕，脱落处呈污黄色糟朽状，具颗粒状物。内表面黄褐色或浅黄棕色，有细纵纹。体轻，质硬。

丹 参 饮

出自《时方歌括》

> 丹参饮里用檀砂　　心胃诸痛效验赊——赊：长远，这里指
>
> 　　　　　　　　　　　　　　　　　　　疗效可靠持久。
>
> 百合汤中乌药佐　　专除郁气不须夸
>
> 圣惠更有金铃子　　酒下延胡均可嘉

方解 丹参饮出自《时方歌括》，方剂由丹参、檀香、砂仁组成。可活血祛瘀，行气止痛。气滞血瘀是本方主要对症的方症，指气滞和血瘀同时存在的病理状态，一般多先由气的运行不畅，然后引起血液的运行瘀滞，也可由离经之血等瘀血阻滞影响气的运行，也可因闪挫等损伤而气滞与血瘀同时形成。气滞血瘀证多由情志不舒，或外邪侵袭引起肝气久郁不解所致。方中诸药合用，使瘀去气行，气血通畅，疼痛自止。

丹 参 饮 方 解

君药　清心除烦

丹参一两
活血祛瘀

佐药　行气宽中而止痛

檀香一钱半
散寒止痛

砂仁一钱半
行气调胃

服药时间：饭后　服药次数：日一服
服药温度：温

※ 1斤≈500g　1两≈31.25g　1钱≈3.125g
　1分≈0.3125g

丹参	檀香	砂仁
0.02 元 /g	0.035 元 /g	0.4 元 /g

※ 此价格为市场价，仅供参考

◆ 组 成

丹参一两，檀香、砂仁各一钱半。

◆ 用 法

水煎服。

药材真假识别

丹参非正品之褐毛甘西鼠尾：本品呈圆锥形，主根明显。长15～25cm，直径3～6cm。表面紫褐色或红褐色，有扭曲的纵向沟纹。质松脆，易折断。木部具浅黄色小点，散列四周。气微，味微苦涩。

◆ **功 效**

活血祛瘀，行气止痛。

◆ **主 治**

气血瘀滞互结所致的心胃诸痛。

◆ **现代运用**

临床上常用于治疗胸胁胀闷，走窜疼痛，急躁易怒，胁下痞块，刺痛拒按。妇女可见闭经或痛经，经色紫暗有块，舌质紫暗或见瘀斑，脉涩。

附 方

方名	组成	用法	功用	主治
百合汤	百合一两，乌药三钱	水煎服	理气止痛	气滞所致的胃心疼痛
金铃子散	金铃子、延胡索各等分	共研细末，每次服9g，酒调下	行气舒肝，活血止痛	肝郁有热。症见心腹胁肋诸痛，时发时止，口苦，苔黄，舌红，脉弦数等

药材真假识别

丹参非正品之滇丹参：本品根茎短，具密集的茎残基或叶柄残基，直径0.4～1cm。根呈纺锤形簇生。长5～10cm，直径0.2～0.7cm。表面暗棕红色，粗糙。质地、断面和气味与丹参类似。

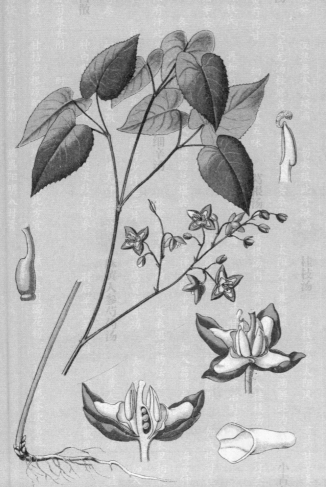

第九章

理血之剂

理血之剂，即以理血药为主，活血祛瘀或止血，治疗瘀血和出血证的方剂。血是人体的重要物质，血行不畅，瘀滞内停，或离经妄行，血溢脉外，或生化无源，营血亏损，均可引起血分病变，如瘀血、出血、血虚等证。

使用理血剂时，要首先辨明病因，分清标本缓急，掌握急则治标，缓则治本，或标本兼顾的治疗原则。

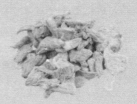

桃仁承气汤

出自《伤寒论》

| 桃仁承气五般奇 | 甘草硝黄并桂枝 |

热结：指热邪聚结而出现的病理现象。——**热结**膀胱少腹胀　　如狂**蓄血**最相宜

蓄血：病证名。指邪在太阳（表证）没有解除，病邪随经传入膀胱化热，与血相搏结于下焦所致的蓄血证（即血瘀于下焦）。

方解 桃仁承气汤出自张仲景所著的《伤寒论》，本方由调胃承气汤（大黄、芒硝、甘草）加桃仁、桂枝演化而成。可破下血，清下瘀，用于治疗下焦蓄血证。风寒之邪与血热内结下焦，血结胸中，手不可近，或中焦蓄血，寒热胸满，漱水不欲咽，善忘，昏迷如狂者，谵语烦渴。此方治败血留经，月事不通。诸药合用可化瘀滞，清热结。

桃仁承气汤方解

君药 配伍瘀热并治		**臣药** 温通经脉，下瘀泻热		**佐使药** 益气和中
			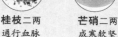	
桃仁五十个 破血逐瘀	大黄四两 泻热逐瘀	桂枝二两 通行血脉	芒硝二两 咸寒软坚	甘草二两 缓和药性

服药时间：不拘时候　**服药次数：**日三服
服药温度：温

※ 1斤≈500g　1两≈31.25g　1钱≈3.125g
　1分≈0.3125g

桃仁	大黄	桂枝	芒硝	甘草
0.09元/g	0.03元/g	0.03元/g	0.01元/g	0.11元/g

※ 此价格为市场价，仅供参考

◆ 组 成

　　甘草、芒硝、桂枝各二两，大黄四两，桃仁五十个。

◆ 用 法

　　上述五味药，水煎，分三次温服。芒硝得融，方可服用。

-------- **药材真假识别** --------

五味子正品：本品呈不规则的球形或扁球形。表面红色、紫红色或暗红色，皱缩，显油润。果肉柔软，种子1～2枚，肾形，表面棕黄色，有光泽，种皮薄而脆。种子破碎后有香气，味辛、微苦。

◆ 功 效

破血下瘀。

◆ 主 治

下焦蓄血。症见少腹急结（即感拘急胀满），大便色黑，小便自利，谵语烦渴，甚则其人如狂，脉沉实或涩等。

◆ 现代运用

临床上常用于治疗跌打损伤，疼痛不能转侧，或经闭、痛经、产后恶露不止等，以少腹急结，小便自利，脉沉涩为辨证要点。 现代研究已证明，本方可抗凝血、化瘀血、抗炎。

人参养荣汤

出自《三因方》

| 人参养荣即**十全** | 除却川芎五味**联** ── 联：联合，连接。 |
| 十全：即"十全大补汤"。 陈皮远志加姜枣 | 肺脾气血补方先 |

方解 人参养荣汤出自《三因方》，原名"养荣汤"，《太平惠民和剂局方》将其更名为"人参养荣汤"。方剂由白芍、当归、陈皮、黄芪、桂心、人参、白术、炙甘草、熟地黄、五味子、茯苓、远志组成，与生姜、大枣同煎，温补气血，补心宁神，用于治疗气血两虚证。症见倦怠乏力，食少无味，心悸失眠健忘，咽干唇燥，形体消瘦，气短自汗，动则气喘。方剂中诸药合用，补益气血，因以人参为主药，方剂又为汤剂，故名"人参养荣汤"。

人参养荣汤方解

🔵 君药　益气补血

人参一两
大补元气

白芍三两
补血敛阴

🔵 臣药　助君药健脾益气

黄芪一两
固表止汗

白术一两
燥湿、生化气血

当归一两
助白芍补血

熟地黄七钱半
助白芍补血

▶ **药材真假识别** ◀

五味子非正品之翼梗五味子：本品呈略类球形。表面棕紫色或黄褐色，皱缩。果肉薄，内含种子1～2粒，棕黄色，球状肾形，种皮表面具明显的多数细小的乳头状或小疣状突起。气微，味略酸。

佐使药 补肺养心，使补血不滞，补气不壅

陈皮一两
理气健胃

茯苓七钱半
健脾渗湿，宁心安神

五味子七钱半
敛阴止汗，补肺养心

远志半两
养心安神

桂心一两
滋养气血，鼓舞气血生长

生姜三片
调补脾胃

大枣二枚
益气固表

炙甘草一两
调和诸药

服药时间：饭后　服药次数：日两服
服药温度：温

※ 1斤≈500g　1两≈31.25g　1钱≈3.125g
1分≈0.3125g

人参	白芍	黄芪	白术	当归	熟地黄	陈皮
0.33元/g	0.07元/g	0.08元/g	0.16元/g	0.05元/g	0.1元/g	0.03元/g
茯苓	五味子	远志	桂心	生姜	大枣	炙甘草
0.06元/g	0.06元/g	0.005元/g	0.03元/g	0.006元/g	0.02元/g	0.11元/g

※ 此价格为市场价，仅供参考

◆ **组 成**

白芍三两，当归、陈皮、黄芪、桂心、人参、白术、炙甘草一两，熟地黄、五味子、茯苓各七钱半，远志半两。

◆ **用 法**

上述十二味药研成粗末，每次服用四钱，与生姜三片，大枣二枚同煎后温服。照本方制成蜜丸，即"人参养荣丸"，每次服用三钱，每日服用两次，温开水服下。

◆ **功 效**

益气补血，养心安神。

◆ **主 治**

积劳虚损，脾肺气虚，营血不足。症见呼吸少气，心虚惊悸，行动喘息，咽干唇燥，饮食无味，体倦肌瘦，身热自汗，毛发脱落，口微渴，心烦，胸脘痞闷，不欲饮食，舌苔薄白或薄黄，脉浮。

◆ **现代运用**

临床上不仅可以用于治疗慢性胃炎、贫血、慢性肝炎、其他慢性疾病；产后、出血后、肉芽生成不全、自主神经功能失调等气血两虚者；还可用于慢性支气管炎、肺结核、失眠等气血两虚兼寒象者。以气短乏力，舌淡红，口干唇燥，心悸，失眠，脉细弱为辨证要点。现代药理研究表明，本方不仅能改善气血两虚的状态，还可安神、祛痰、止咳。

药材真假识别 ▶

五味子正品之南五味子：本品呈不规则的球形，较小，多干瘪。直径0.2～0.5cm。表面棕红色至暗棕色，皱缩，果肉常紧贴种子上。种子肾形，较北五味子种子略小，表面黄棕色，略呈颗粒状。

远志 草部 山草类

安神益智　祛痰消肿

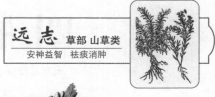

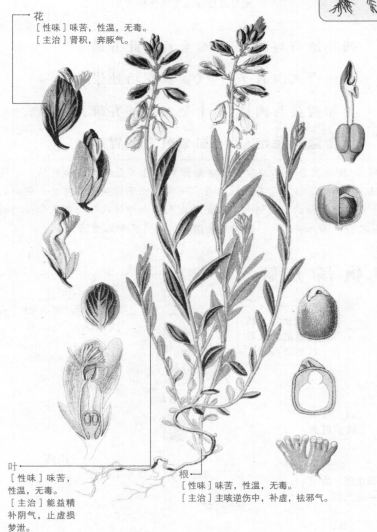

［花］
［性味］味苦，性温，无毒。
［主治］肾积，奔豚气。

［叶］
［性味］味苦，
性温，无毒。
［主治］能益精
补阴气，止虚损
梦泄。

［根］
［性味］味苦，性温，无毒。
［主治］主咳逆伤中，补虚，祛邪气。

五味子非正品之山葡萄： 本品呈不规则球形。表面棕褐色，皱缩，无光泽，内表面灰褐色。种子呈卵形，基部略呈喙状，背侧有脐状突起，腹面具2沟。棕褐色，略光滑，质柔软，不易碎。气微，味酸、微甜。

四物汤

出自《仙授理伤续断秘方》

四物地芍与归芎	血家百病此方通
八珍合入四君子	气血双疗功独**崇**——崇：高。
再加黄芪与肉桂	十全大补补方**雄**——雄：为首，领先。
十全除却芪地草	加**粟**煎之名胃风——粟：粟米，即小米。

方解 四物汤出自《仙授理伤续断秘方》，较《太平惠民和剂局》早两个多世纪，方剂由当归、白芍、熟地黄、川芎四味药组成。具有补血调血之功，是中医补血养血的经典药方。血是构成人体和维持人体正常生命活动的基本物质之一，若血液虚亏，脏腑失去濡养，则易患营血虚滞证。

四物汤方解

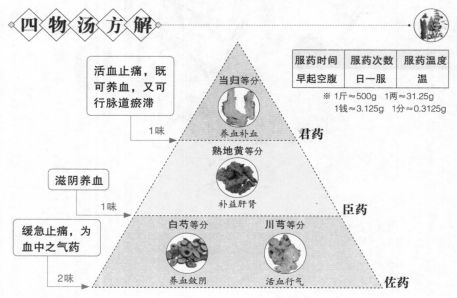

活血止痛，既可养血，又可行脉道瘀滞　1味

当归等分　养血补血　**君药**

服药时间	服药次数	服药温度
早起空腹	日一服	温

※ 1斤≈500g　1两≈31.25g
1钱≈3.125g　1分≈0.3125g

滋阴养血　1味

熟地黄等分　补益肝肾　**臣药**

缓急止痛，为血中之气药　2味

白芍等分　养血敛阴　　川芎等分　活血行气　**佐药**

药材真假识别

丹皮正品：本品呈筒状或半筒状，有纵剖开的裂缝，略向内卷曲或张开。外表面灰褐色或黄褐色，内表面淡灰黄色或浅棕色，有明显的细纵纹，质硬而脆，易折断，断面较平坦，粉性，气芳香。

当归	熟地黄	白芍	川芎
0.05元/g	0.1元/g	0.07元/g	0.02元/g

※ 此价格为市场价，仅供参考

◇ 组 成

熟地黄、当归、白芍、川芎各等分。

◇ 用 法

上述四味药研为粗末，每次三钱，水煎后去渣，空腹热服。

◇ 功 效

补血调血。

◇ 主 治

营血虚滞。症见心悸失眠，头晕目眩，唇爪无华，妇女月经不调，量少或经闭，脐腹作痛，舌质淡，脉细弦或细涩。

◇ 临证加减

气虚，加人参、黄芪等补气生血（《脉因证治》圣愈汤）；瘀滞重，白芍易赤芍，并加桃仁、红花，以活血祛瘀（《医垒元戎》桃红四物汤）；血虚有寒，加炮姜、肉桂、吴茱萸以温通血脉；血虚有热，加黄芩、丹皮，熟地黄易生地黄以清热凉血；妊娠胎漏，加阿胶、艾叶止血安胎（《金匮要略》胶艾汤）。原方中诸药剂量等分，具体服用时可参考《蒲辅周医疗经验》"川芎量宜小，大约为当归之半，地黄为当归的二倍"；及《谦斋医学讲稿》"用作养血，熟地、当归较重，白芍次之；在不用熟地时，白芍的用量又往往重于当归"等描述。

◇ 使用注意

湿盛中满，大便溏泻者禁用；大失血者，不宜服用本方。

当归 草部 芳草类

泻肺下气 下痰止咳

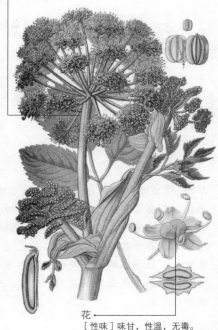

茎
[性味] 味甘，性温，无毒。
[主治] 主咳逆上。

花
[性味] 味甘，性温，无毒。
[主治] 主妇人漏下、不孕不育。

丹皮非正品之茂丹皮：本品呈卷筒状或半卷筒状，有纵剖开的裂纹。长5～20cm，厚0.2～0.6cm。外表面灰褐色或黄褐色，略粗糙。质硬而脆，易折断，断面具粉性，有特殊香气，味辛微苦涩。

附 方

方名	组成	用法	功用	主治
八珍汤	四物汤合人参、白术、茯苓、甘草	加生姜三片，大枣二枚，水煎服	补益气血	气血两虚。症见面色苍白或萎黄，头晕眼花，四肢倦怠，气短懒言，心悸怔忡，舌质淡，食欲减退，脉细虚，苔薄白
胃风汤	当归、白芍、川芎、肉桂、人参、白术、茯苓加粟米百粒	水煎服	益气补血，温胃祛风	大便泄泻，完谷不化，或大便下血等

犀角地黄汤

出自《备急千金要方》

犀角地黄芍药丹　　血升胃热火邪 干 —— 干：冒犯，冲犯。

斑黄阳毒 皆堪治　　或益柴芩总伐肝

斑黄阳毒：即阳毒发斑。阳毒，指热邪较重，热壅于上。斑，指发于肌肤表面的片状斑块，抚之不碍手。此乃因胃热盛，热伤血络，迫血妄行，外溢肌肤，则发斑成片。热毒甚则斑色紫黑。

方解 犀角地黄汤出自《备急千金要方》，方剂由犀角、生地、芍药、丹皮组成。具有清热解毒，凉血散瘀之功，用于治疗热入血分证，或热扰心神，或热邪入血妄行，或血分热毒耗伤血中津液。症见热扰心神，昏狂发斑，斑色紫黑，舌绛起刺，脉细数；或见吐血、衄血、尿血，舌红绛，脉数；或喜旺如狂，漱水不欲咽，大便色黑易解。方剂中诸药相配，可清热解毒，凉血散瘀，凉血与活血散瘀并用，热清血宁而无耗血动血之虑，凉血止血又无冰伏留瘀之弊。

药材真假识别 ....

酸枣仁正品：本品呈扁圆形或扁椭圆形。表面紫红色或紫褐色，平滑有光泽，有的有裂纹。顶端有细小凸起的合点，下端有略凹陷的种脐。种皮较脆，胚乳白色，气微，味淡。

犀角地黄汤方解

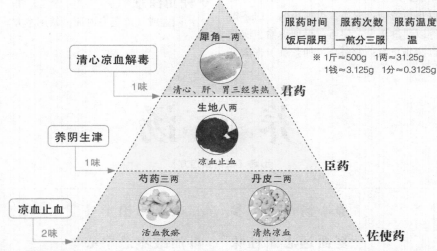

服药时间	服药次数	服药温度
饭后服用	一煎分三服	温

※ 1斤≈500g　1两≈31.25g
1钱≈3.125g　1分≈0.3125g

清心凉血解毒　1味　→　犀角一两
清心、肝、胃三经实热　君药

养阴生津　1味　→　生地八两
凉血止血　臣药

凉血止血　2味　→　芍药三两　丹皮二两
活血散瘀　清热凉血　佐使药

犀角（代用品）	生地	芍药	丹皮
0.46元/g	0.09元/g	0.07元/g	0.027元/g

※ 此价格为市场价，仅供参考

◆ **组 成**

犀角一两，生地八两，芍药（以赤芍为宜）三两，丹皮二两。

◆ **用 法**

水煎服（犀牛为国家重点保护动物，严禁捕猎，临床上犀角用水牛角代替，用量为犀角的十倍），一煎分三次服用。

◆ **功 效**

清热解毒，凉血散瘀。

◆ **主 治**

①伤寒温病，热入血分。症见身热谵语，昏狂发斑，紫黑斑色，舌绛起刺，脉细数。

②热伤血络，迫血妄行。症见衄血、吐血、便血、溲血（尿血），舌红绛，脉数等。

③蓄血留瘀。症见善忘，漱水不欲咽，大便色黑易解等。

◆ **临证加减**

瘀热互结之蓄血，喜忘发狂，可加大黄、黄芩以清热祛瘀；郁怒而挟肝火，可加柴胡、黄芩、栀子以清泻肝火；心火炽盛，可加黑栀子、黄连以清心泻火；热盛神昏，可同时送服紫雪丹或安宫牛黄丸，以开窍清热醒神；吐血，可加白茅根、三七、花蕊石以清胃止血；衄血，可加黄芩、白茅根、青蒿以止血清肺；尿血，可加小蓟、白茅根等以通淋止血；便血，可加地榆、槐花以清肠止血；发斑，可加紫草、青黛等以凉血化斑。

◇ **使用注意**

阳虚或气虚之失血证，禁用本方。

养 心 汤

出自《仁斋直指方》

养心汤用草芪参　　二茯芎归柏子寻

夏曲远志兼桂味　　再加酸枣总宁心

方解 养心汤出自《仁斋直指方》，方剂由黄芪、茯苓、茯神、川芎、当归、半夏曲、炙甘草、人参、柏子仁、肉桂、五味子、远志、酸枣仁组成。可补血养心安神，用于治疗心虚血少，怔忡惊悸。症见心神不宁，心悸健忘，神志不安，怔忡惊惕，气短自汗，神疲乏力，脉细弱。

心主神血而藏神，心静则神藏，躁则消亡，心血虚则易动，故怔忡惊悸，不得安宁也。方剂中诸药合用，可补心安神，故名"养心汤"。

养心汤方解

君药 使气血生化有源，则心血虚得补

人参一分
补益元气

炙黄芪半两
益气补脾

当归半两
补血活血

川芎半两
行气活血

臣药 补益心脾，宁心安神

酸枣仁一分
补中益肝

柏子仁一分
补血养心安神

茯苓半两
健脾渗湿

• **药材真假识别** •

槐花正品：本品皱缩而卷曲，花瓣多散落。完整者花萼钟状，黄绿色。体轻。气微，味微苦。

| 佐使药 | 畅血行，引药入心经 | 既可敛心气，又可敛心阴 |

| 茯神半两 | 远志一分 | 五味子一分 | 半夏曲半两 | 炙甘草四钱 | 肉桂一分 |
| 宁心安神 | 安神益智 | 敛心益肾 | 燥湿化痰 | 益气补心 | 温阳益气 |

服药时间：饭后服　服药次数：日一服
服药温度：温

※ 1斤≈500g　1两≈31.25g　1钱≈3.125g
　 1分≈0.3125g

人参	炙黄芪	当归	川芎	酸枣仁	柏子仁	茯苓
0.33元/g	0.08元/g	0.05元/g	0.02元/g	0.07元/g	0.08元/g	0.06元/g
茯神	远志	五味子	半夏曲	炙甘草	肉桂	
0.02元/g	0.05元/g	0.06元/g	0.12元/g	0.11元/g	0.03元/g	

※ 此价格为市场价，仅供参考

◇ 组 成

　　炙黄芪、茯苓、茯神、川芎、当归、半夏曲各半两，人参、柏子仁、远志、肉桂、五味子、酸枣仁各一分，炙甘草四钱。

◇ 用 法

　　上述十三味药共研为粗末，每次用三钱，加生姜五片，大枣二枚水煎服。

◇ 功 效

　　补血养心。

◇ 主 治

　　心虚血少。症见怔忡惊惕，心神不宁等。

◇ 现代运用

　　临床上常用于治疗心虚血少之心悸易惊，失眠多梦，健忘等。

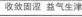

五味子　草部 蔓草类
收敛固涩 益气生津

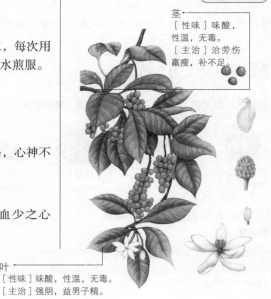

茎
[性味] 味酸，性温，无毒。
[主治] 治劳伤羸瘦，补不足。

叶
[性味] 味酸，性温，无毒。
[主治] 强阴，益男子精。

槐花非正品之刺槐花：本品花萼钟状，有5裂齿，稍二唇形，上有红色斑点。花瓣5枚，白色；翼瓣弯曲，具耳；龙骨瓣背部愈合。雄蕊10枚。

咳血方

出自《丹溪心法》

咳血方中诃子**收**　栝楼海石山栀投

收：指诃子味酸涩收敛，以敛肺止咳。

青黛蜜丸口**噙**化　咳嗽痰血服之**瘳**

瘳：音 chōu，病愈。

噙：音芹，含在口中。

方解 咳血方出自《丹溪心法》，方剂由诃子、栝楼仁、海石、栀子、青黛组成，可清肝宁肺，止血凉血。

中医认为，郁怒伤肝，情志抑郁，肝气郁结、化火犯肺，易患肝火犯肺证。症见咳嗽痰稠带血，咯痰不爽，心烦易怒，胸肋胀痛，颊赤便秘，舌红苔黄，烦热口渴，脉弦数。方中各药配伍，可清泻肝火。又因本方属寒凉降泄之剂，故肺肾阴虚及脾虚便溏者，不宜服用。

咳血方方解

君药　清火凉血		臣药　清热化痰		佐药　止咳下气

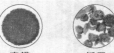

青黛
清肝泻火，
凉血止血

栀子
降火除烦，
导热下行

栝楼仁
润肺止咳

海石
软坚化痰

诃子
清热敛肺

服药时间：饭后　服药次数：不拘次服

服药温度：温

※ 1斤≈500g　1两≈31.25g　1钱≈3.125g

1分≈0.3125g

青黛	栀子	栝楼仁	海石	诃子
0.06元/g	0.03元/g	0.08元/g	0.01元/g	0.012元/g

※ 此价格为市场价，仅供参考

药材真假识别

栀子正品：本品呈椭圆形、卵圆形。表面呈红棕色或黄棕色，略具光泽。体轻，果皮薄而脆，内表面淡黄棕色，较外表面浅，具明显的光泽。质脆，易碎。气微，味酸而苦。

◆ 组 成

　　青黛、栝楼仁、海石、栀子、诃子（原书未标分量）。

◆ 用 法

　　上述五味药共研细末，用白蜜和生姜汁相和做丸，含服。

◆ 功 效

　　清肝宁肺，化痰止咳。

◆ 主 治

　　肝火犯肺之咳血证。症见咳嗽痰稠，痰中带血，咳吐不利，心烦易怒，胸胁作痛，颊赤便秘，舌红苔黄，脉弦数等。

◆ 临证加减

　　肺热阴伤甚者，加麦冬、沙参、阿胶以清热养阴；咳血较多，加白及、白茅根、侧柏叶以止血；咳甚痰多，加川贝母、天竺黄、枇杷叶清热化痰、止咳。

◆ 现代运用

　　主要用于肺结核咯血、支气管扩张等属肝火犯肺病症。

◆ 使用注意

　　肺肾阴虚及脾虚便溏者，不宜服用本方。

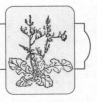

青黛 草部 隰草类
清热解毒，消肿散结

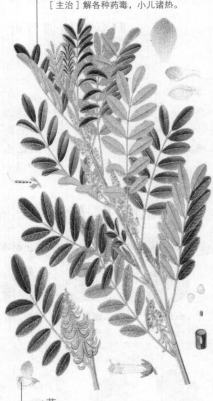

叶
[性味] 味咸，性寒，无毒。
[主治] 解各种药毒，小儿诸热。

花
[性味] 味咸，性寒，无毒。
[主治] 能泻肝，散五脏郁火，解热。

- ▶ **药材真假识别** ◀ - - -

栀子非正品之水栀子：本品呈长椭圆形。果皮稍厚，内表面红黄色或鲜黄色，亦有的颜色不鲜明，有光泽，折断面鲜黄色。种子团含种子110～250粒，单粒种子扁卵圆形。气微，味微酸而苦。

小蓟饮子

出自《济生方》

小蓟饮子藕蒲黄　　木通滑石生地裹

归草黑栀淡竹叶　　血淋热结服之良

血淋：淋证之一。即小便淋涩不畅，尿时痛而有血。又有血虚、血冷、血热、血瘀之分。本方所治血淋是瘀热结于下焦所致。

方解 小蓟饮子出自《济生方》，方剂由小蓟、藕节、蒲黄、木通、滑石、当归、炙甘草、栀子、淡竹叶、生地黄组成，可凉血止血，利尿通淋。

热结下焦，蕴于膀胱，气化失司，故小便频数；热伤血络，阴血外溢，故尿中带血。方中以凉血止血与利水通淋药配伍，止血之中兼以化瘀，血止而不留瘀；利水通淋中兼以养阴血，利尿泻火养阴。

小蓟饮子方解

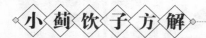

君药 导湿热　　**臣药** 使血止而不留瘀　　　　　**佐使药** 清热利尿　通淋

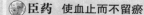

小蓟半两
凉血止血

蒲黄半两
止血化瘀

藕节半两
止血散瘀

生地黄四两
凉血养阴

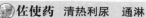
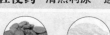

木通半两
清热利尿

滑石半两
利窍通水

淡竹叶半两
清心利尿

栀子半两
清热泻火除烦

当归半两
养血益阴

炙甘草半两
调和诸药

服药时间：饭后　**服药次数：**日三服

服药温度：温

※ 1斤≈500g　1两≈31.25g　1钱≈3.125g
　1分≈0.3125g

药材真假识别

桃仁正品：本品呈长卵形。表面黄棕色至红棕色，密布颗粒状突起。一端尖，中部膨大，另一端钝圆稍偏斜，边缘较薄；种皮薄，类白色，富油性。气微，味微苦。

小蓟	蒲黄	藕节	生地黄	木通
0.006元/g	0.12元/g	0.005元/g	0.09元/g	0.01元/g
滑石	淡竹叶	栀子	当归	炙甘草
0.003元/g	0.007元/g	0.03元/g	0.05元/g	0.11元/g

※ 此价格为市场价，仅供参考

◆ 组 成

小蓟、藕节、蒲黄、木通、滑石、当归、炙甘草、栀子炒黑、淡竹叶各半两，生地黄四两。

◆ 用 法

上述十味药研成粗末，每次服用四钱，水煎后，去渣温服，饭前空腹服用。

◆ 功 效

凉血止血，利尿通淋。

◆ 主 治

下焦热结之血淋、尿血。症见尿中带血，小便频数，赤涩热痛，舌红脉数等。

◆ 临证加减

热甚淋重，加蒲公英、鱼腥草、石韦以利尿通淋；瘀阻尿道疼痛甚，加川牛膝、琥珀以化瘀止痛；尿中带石而尿血，加海金沙、金钱草、鸡内金以化石。

黄 土 汤

出自《金匮要略》

远血：即是先下便后下血，血色黯黑，因其是远离直肠、肛门部位的出血，故名。	黄土汤将 远血 医　　胶芩地术附甘随 更知赤豆当归散　　近血 服之效亦奇	近血：即是排便时先下血后大便，血色多鲜红，其出血部位接近直肠或肛门，故名。多见于肠风、痔疮下血。

方解 黄土汤出自张仲景的《金匮要略》，方剂由伏龙肝、阿胶、黄芩、干地黄、白术、附子（炮）、甘草组成。温阳健脾，养血止血，用于治疗阳虚便血、吐血、衄血，妇人崩漏，血色暗淡，四肢不温，面色萎黄，舌淡苔白，脉沉细无力者。本方所治诸证皆因脾阳不足，中焦虚寒，失去统摄所致。方中诸药配合，寒热并用，标本兼治，刚柔相济，善补脾阳，温阳而不伤阴，滋阴而不碍阳。

- **药材真假识别** •

桃仁正品山桃仁：本品呈类卵圆形，较小而肥厚，长约0.9cm，宽约0.7cm，厚约0.5cm。

黄土汤方解

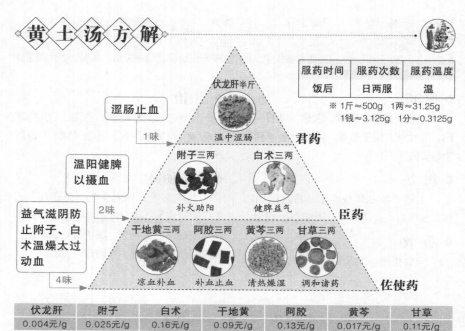

服药时间	服药次数	服药温度
饭后	日两服	温

※ 1斤≈500g　1两≈31.25g
1钱≈3.125g　1分≈0.3125g

涩肠止血 —— 1味 —— 伏龙肝半斤　温中涩肠　**君药**

温阳健脾以摄血 —— 2味 —— 附子三两（补火助阳）　白术三两（健脾益气）　**臣药**

益气滋阴防止附子、白术温燥太过动血 —— 4味 —— 干地黄三两（凉血补血）　阿胶三两（补血止血）　黄芩三两（清热燥湿）　甘草三两（调和诸药）　**佐使药**

伏龙肝	附子	白术	干地黄	阿胶	黄芩	甘草
0.004元/g	0.025元/g	0.16元/g	0.09元/g	0.13元/g	0.017元/g	0.11元/g

※ 此价格为市场价，仅供参考

◇ **组 成**

伏龙肝（灶心黄土）半斤，阿胶、黄芩、干地黄、白术、附子（炮）、甘草各三两。

◇ **用 法**

先将伏龙肝水煎取汤，再煎余药，分两次服。

◇ **功 效**

温阳健脾，养血止血。

◇ **主 治**

远血证。症见先便后血，血色黯淡，四肢寒而不温，面色萎黄，脉沉细无力，舌淡苔白。亦可治衄血、吐血及妇人崩漏等。

◇ **临证加减**

气虚神疲乏力，加黄芪、党参以健脾益气；出血较多，加三七粉、白及、仙鹤草止血；胃纳差，阿胶易为阿胶珠，并入焦山楂，以增强健胃；脾虚便溏，黄芩易为炒黄芩，加茯苓、党参以健脾。

◇ **使用注意**

热盛动血者，禁用本方。如缺伏龙肝，可以赤石脂替之。

药材真假识别

阿胶非正品之黄明胶：本品呈长方形块状，大小不一，常切成小块。表面棕黑色，略带光泽。质硬，脆。断面乌黑，有玻璃样光泽，气微腥。

图解
汤头歌诀

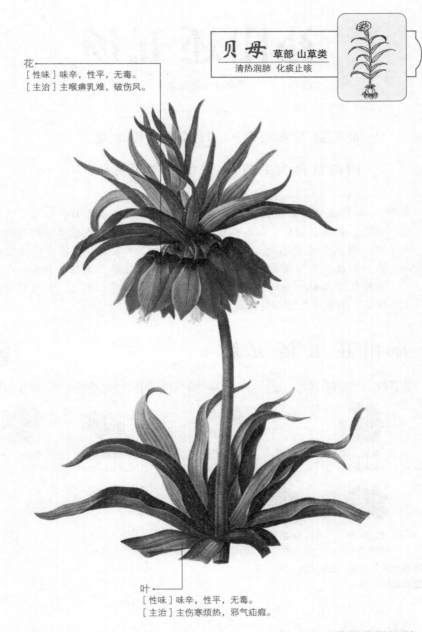

贝母 草部 山草类

清热润肺 化痰止咳

花
[性味] 味辛，性平，无毒。
[主治] 主喉痹乳难，破伤风。

叶
[性味] 味辛，性平，无毒。
[主治] 主伤寒烦热，邪气疝瘕。

阿胶伪制品：本品呈长方块状，厚薄不一，表面黑褐。质硬，不易断碎，断面灰黑色，略具玻璃光泽，具黏性，略带腥气，味微甜。

补阳还五汤

出自《医林改错》

补阳还五赤芍芎　　归尾通经佐地龙

四两黄芪为主药　　血中瘀滞用桃红

方解 补阳还五汤出自王清任的《医林改错》，方剂由赤芍、川芎、当归尾、地龙、黄芪、桃仁、红花组成。本方是王清任所创气虚血瘀理论的代表方剂。常用于中风后的治疗。以半身不遂，口眼歪斜，苔白脉缓或脉细无力为辨证要点。方中重用黄芪补气，与活血化瘀药配伍，功在益气活血，主治气虚血瘀之中风。大量补气药与少量活血药相配伍，行气活血而又不损正，共奏补气活血通络之功效。

补阳还五汤方解

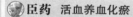
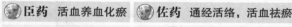

君药 补脾胃之元气　　**臣药** 活血养血化瘀　　**佐药** 通经活络，活血祛瘀

黄芪四两
祛瘀通络

当归尾二钱
活血养血

赤芍一钱半
散瘀止痛

川芎一钱
活血行气

桃仁一钱
祛瘀润燥

红花一钱
活血通经

地龙一钱
通经活络

服药时间：饭后　服药次数：日三服
服药温度：温

※ 1斤≈500g　1两≈31.25g　1钱≈3.125g
1分≈0.3125g

药材真假识别

赤芍正品之川赤芍：本品呈圆柱形，长5～20cm，直径0.7～2.5cm。刮去外皮者表面类白色至淡紫红色，具纵皱。未刮去外皮者棕红色或暗棕色，有的具分叉，可见明显的纵皱纹。气浓香，味苦甜。

黄芪	当归尾	赤芍	川芎	桃仁	红花	地龙
0.08元/g	0.05元/g	0.07元/g	0.02元/g	0.09元/g	0.1元/g	0.1元/g

※ 此价格为市场价，仅供参考

◆ 组 成

赤芍一钱半，川芎、地龙、桃仁、红花各一钱，当归尾二钱，黄芪四两。

◆ 用 法

水煎服。

◆ 功 效

补气，活血，通络。

◆ 主 治

气虚血滞，脉络瘀阻而致中风后遗症。症见半身不遂，口角流涎，口眼歪斜，小便频数，或尿失禁，舌黯淡，苔白，脉缓等。

◆ 临证加减

脾胃虚弱而见乏力食少，加党参、白术补气健脾；风中经络，初得半身不遂，加防风、秦艽、络石藤以祛风通络；痰浊内阻见痰涎舌腻，加制陈皮、半夏、天竺黄以祛痰化浊；痰阻窍见舌强言謇，加石菖蒲、郁金、远志以开窍祛痰。

◆ 使用注意

黄芪宜重用，宜从30g开始，逐渐加量可至120g。风痰热瘀、闭阻脑络之中风者忌用。

复元活血汤

出自《医学发明》

复元活血汤柴胡　　花粉当归山甲入
桃仁红花大黄草　　损伤瘀血酒煎**祛**

祛：祛除，摆脱，去掉。

方解 复元活血汤出自《医学发明》，方剂由柴胡、天花粉、当归、穿山甲、甘草、红花、桃仁、大黄组成。可活血化瘀，疏肝通络，主要用于治疗跌打损伤，胁肋瘀肿疼痛，痛不可忍，舌红苔黄，脉弦紧。

- **药材真假识别** - - - - - -

赤芍非正品之草芍药：本品呈不规则块状或纺锤状，多弯曲，较短。表面黄褐色，有纵沟纹，未去外皮处呈紫褐色。质坚硬，不易折断，断面灰白色，有放射状纹理。

复元活血汤方解

君药 攻散胁下瘀血

大黄一两
活血化瘀,引瘀血下行

柴胡半两
疏肝调气,引药达病所

臣药 活血化瘀,消肿止痛

当归三钱
活血补血

桃仁五十个
活血祛瘀

红花二钱
活血通经

佐使药 消瘀润燥

穿山甲二钱
破血逐瘀

天花粉三钱
清热润燥

甘草二钱
缓急止痛

服药时间:饭前服用　服药次数:日两服
服药温度:温

大黄	当归	桃仁	红花	穿山甲	天花粉	甘草	柴胡
0.03元/g	0.05元/g	0.09元/g	0.1元/g	0.23元/g	0.014元/g	0.11元/g	0.08元/g

※ 此价格为市场价,仅供参考

◆ 组 成

柴胡半两,天花粉、当归各三钱,穿山甲(炮)、红花、甘草各二钱,桃仁(去皮尖)五十个,大黄酒浸一两。

◆ 用 法

上述八味药共研粗末,每次用一两,水酒煎(水和酒比例为3:1),去渣,温热服。

◆ 功 效

活血祛瘀,疏肝通络。

◆ 主 治

跌打损伤,瘀血留于胁下,胁肋疼痛不可忍。

◆ 临证加减

瘀痛重,配七厘散同用,也可酌加乳香、没药以助化瘀止痛;肿胀甚,加青皮、木香、香附以行气消肿止痛;瘀阻化热,大便干燥,可加芒硝以通便泻热。

◆ 现代运用

主要用于治疗胸胁软组织损伤、非化脓性肋软骨炎、骨折、肋间神经痛等属瘀血瘀滞者。

◆ 使用注意

药后痛减,可不服,孕妇禁用。

● 药材真假识别 ●

红花正品:本品为不带子房的管状花。表面红黄色或红色。花冠筒细长,先端裂片呈狭条形,长0.5~0.8cm。花药聚合成筒状,黄白色。柱头长圆柱形,顶端微分叉。质柔软。气微香,味微苦。

归脾汤

出自《正体类要》

归脾汤用术参芪　　归草茯神远志随

酸枣木香龙眼肉　　煎加姜枣益心脾

忪冲：患者自觉心跳剧烈。

忪忡健忘俱可却　　肠风崩漏总能医

肠风：脾虚不能统摄而致便血。

崩漏：病证名。亦名崩中漏下。崩，指不在经期阴道突然大量出血，来势急骤，出血如注；漏是出血量少，淋漓不止。

方解 归脾汤出自《正体类要》，是在严用和《济生方》"归脾汤"的基础上加当归、远志衍生而来。方剂由人参、白术、茯神、酸枣仁、龙眼肉、黄芪、当归、远志、木香、甘草组成，与加生姜、大枣同煎，可养血安神，补心益脾，用于治疗心脾两虚证或脾不统血证。

归脾汤方解

君药　使气血生化有源，则心血虚得补

龙眼肉一两
补益心脾

黄芪一两
补气升阳

人参半两
益气生津

臣药　补益心脾，宁心安神

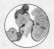

白术一两
健脾益气

当归半两
补血活血

佐使药　使气血生化有源，则心血虚得补

茯神一两
宁心安神

酸枣仁一两
补中益肝

木香半两
健脾和胃

甘草二钱半
补脾益气

远志半两
安神益智

服药时间： 饭后服用　**服药次数：** 日两服

服药温度： 温

※ 1斤≈500g　1两≈31.25g　1钱≈3.125g
1分≈0.3125g

药材真假识别

龙眼肉正品：本品呈纵向破裂的不规则薄片。长约1.5cm，宽2~4cm，厚约0.1cm。棕褐色，半透明，外面皱缩不平，内面较光亮且有细密的纵皱纹，质柔润。气微香，具特殊的甜味。

龙眼肉	黄芪	人参	白术	当归	茯神	酸枣仁	木香	甘草	远志
0.06元/g	0.08元/g	0.33元/g	0.16元/g	0.05元/g	0.02元/g	0.07元/g	0.01元/g	0.11元/g	0.05元/g

※ 此价格为市场价，仅供参考

◇ 组 成

白术、黄芪、茯神、酸枣仁、龙眼肉各一两，人参、当归、远志、木香各半两，甘草二钱半。

◇ 用 法

上述十味药切碎，研成粗末，每次服用四钱，加生姜五片，大枣一枚水煎，去渣温服。本方制成蜜丸，即"人参归脾丸"。每次服三钱，每日服用两次，温开水送下。

◇ 功 效

益气补血，健脾补心。

◇ 主 治

①思虑过度，劳伤心脾，心脾两虚，气血不足。症见失眠健忘，心悸怔忡，盗汗，食少体倦，舌苔白，面色枯黄，脉细微。

②脾虚不能统血。症见崩漏、便血，妇人月经提前，量多色浅，或淋漓不尽，或带下等。

◇ 临证加减

血虚较甚，面色虚白，头晕心悸，加熟地、阿胶等；崩漏下血兼少腹冷痛，四肢不温，加艾叶（炭）、炮姜（炭）；崩漏下血兼口干舌干，虚热盗汗，加生地炭、阿胶珠、棕榈炭。

◇ 现代运用

主要用于治疗神经衰弱、冠心病、胃及十二指肠溃疡性出血、再生障碍性贫血、功能性子宫出血、血小板减少性紫癜等属心脾气血两虚及脾不统血者。

药材真假识别

龙眼肉非正品之荔枝肉：本品形似龙眼肉，长2～2.5cm。黑褐色，不透明，外面皱缩不平，内面光亮且有较宽细纵皱纹，较干硬，柔润感差。气微香，味微甜、略酸。

第十章

祛风之剂

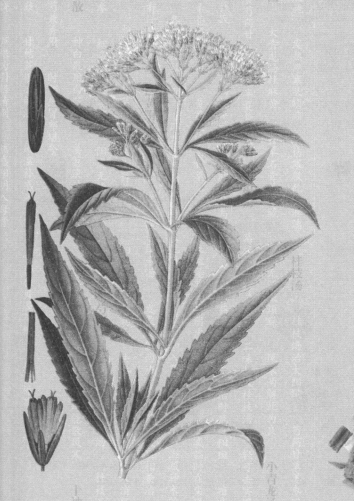

祛风之剂，以辛散祛风或息风止痉药为主组成，疏散外风，平息内风。风有内风、外风，内风应以平息，外风则应发散。平熄有滋阴息风、平肝息风、泻火息风、和血息风等法。祛散有祛风除湿，疏风泄热，祛风养血，搜风逐寒等法。

本章方剂分为疏散外风和平息内风两类。

三生饮

出自《易简方》

三生：方中川乌、附子、南星三味药皆生用，取其力峻而行速，故名"三生饮"。

三生饮用乌附星 　**三**皆生用木香听

加参对半扶**元气** 　**卒中痰迷**服此灵

元气：即原气。包括元阴和元阳之气。禀受于先天又赖后天荣养而滋生，由先天之精所化，故名。

卒中：卒中，即中风，突然发生昏扑，不省人事等病证。

痰迷：即痰迷心窍（痰蒙心包）。主要症状有意识模糊，喉有痰声，胸闷，甚者昏迷不醒，苔白腻，脉滑等。

方解 三生饮出自《易简方》，为宋代王硕所首创，后被《太平惠民和剂局方》所记载。方剂由生南星、生川乌、生附子、木香组成，可祛风化痰，散寒助阳，治卒中风。

患者体虚加之嗜食肥胖，又感风寒，痰阻心窍，阴寒内盛。方中诸药配合，可祛风散寒，化痰回阳，乃通经络之峻剂。

三生饮方解

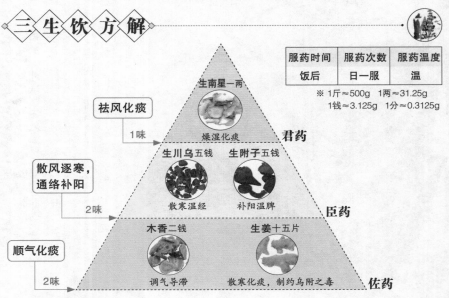

服药时间	服药次数	服药温度
饭后	日一服	温

※ 1斤≈500g　1两≈31.25g
1钱≈3.125g　1分≈0.3125g

祛风化痰
1味

生南星一两
燥湿化痰
君药

散风逐寒，通络补阳
2味

生川乌五钱　　生附子五钱
散寒温经　　　补阳温脾
臣药

顺气化痰
2味

木香二钱　　　生姜十五片
调气导滞　　散寒化痰，制约乌附之毒
佐药

药材真假识别

天南星正品：本品呈扁圆形饼状。表面淡黄色至淡棕色。顶端较平，中心茎痕浅凹，有叶痕环纹，周围有大的麻点状根痕，块茎周边一般无小侧芽。质坚硬，断面白色，粉性。气微，味麻舌刺喉。

生南星	生川乌	生附子	木香	生姜
0.055元/g	0.025元/g	0.025元/g	0.01元/g	0.006元/g

※ 此价格为市场价，仅供参考

◇ 组 成

生川乌、生附子各五钱，生南星一两，木香二钱。

◇ 用 法

上述四味药研成粗末，每次服用半两，加生姜十五片水煎，温服，不拘时服。

◇ 功 效

散风除痰，助阳祛寒。

◇ 主 治

卒中痰厥。症见突然昏厥，不省人事，痰涎壅盛，语言謇涩，四肢厥逆等。

附 方

方名	组成	用法	功用	主治
星香散	胆星八钱，木香二钱	共研末服	化痰调气	中风痰盛，体肥不渴者

地 黄 饮 子

出自《黄帝素问宣明论方》

地黄：本方以熟地黄滋养肾阴为主，所以用地黄作为方名。

地黄饮子山茱斛　　麦味菖蒲远志茯

苁蓉桂附巴戟天　　少入薄荷姜枣服

喑厥：喑，指失声不能说话（舌强不能言语）。厥，是手足厥冷。

喑厥 **风痱** 能治之　　虚阳归肾阴精足

风痱：痱，指四肢痿废，不能运动。风痱，即中风后出现瘫痪，足废不能行。

方解 地黄饮子出自《素问·宣明论方》，方剂由熟地黄、山茱萸、石斛、麦冬、五味子、石菖蒲、远志、茯苓、肉苁蓉、肉桂、炮附子、巴戟天组成。用时与薄荷同煎，可滋肾阴，补肾阳，开窍化痰，主治喑痱证。"喑"指舌强不能言；"痱"指足废不能用。

- **药材真假识别** - - - - - - - -

天南星非正品虎掌南星：本品呈不规则饼状，由主块茎及多数附着的小块茎组成。似虎类脚掌，直径1.5～5cm。每一块茎中心各有一茎痕，周围有麻点状根痕。

地黄饮子方解

君药 滋肾阴，补肾阳

熟地黄等分
滋肾填精益髓

山茱萸等分
补肝肾，益精气

肉苁蓉等分
补肾壮阳

巴戟天等分
温补肾阳

臣药 配君药以助阴阳互求

炮附子等分
引火归原

肉桂等分
散寒止痛

石斛等分
益胃生津

佐药 交通心肾，开窍化痰

麦冬等分
滋肾益胃

五味子等分
固肾益肺

石菖蒲等分
开窍化痰

远志等分
安神化痰

茯苓等分
渗湿健脾

薄荷五七叶
舒郁化痰

服药时间：饭后服用　服药次数：日一服
服药温度：温

※ 1斤≈500g　1两≈31.25g　1钱≈3.125g
1分≈0.3125g

熟地黄	山茱萸	肉苁蓉	巴戟天	炮附子	肉桂	石斛
0.1元/g	0.025元/g	0.14元/g	0.05元/g	0.025元/g	0.03元/g	0.05元/g
麦冬	五味子	石菖蒲	远志	茯苓	薄荷	
0.05元/g	0.06元/g	0.03元/g	0.05元/g	0.06元/g	0.006元/g	

※ 此价格为市场价，仅供参考

◆ 组 成

熟地黄、山茱萸、石斛、麦冬、五味子、石菖蒲、远志、茯苓、肉苁蓉、肉桂、炮附子、巴戟天各等分。

◆ 用 法

上述十二味药，研成粗末，每次服三钱，加生姜五片，大枣一枚，薄荷五七叶，水煎服。

◆ 功 效

滋肾阴，补肾阳，开窍化痰。

◆ 主 治

暗痱。症见舌强不能言，足废不能用，口干不欲饮，足冷面赤，脉沉细弱等。

◆ 临证加减

肾虚为主，宜去远志、石菖蒲等宣通开窍之品；以阴虚为主，而痰火盛，去附子、肉桂，加川贝母、竹沥、陈胆星、天竺黄等清化痰热之品；兼气虚神疲倦怠，酌加黄芪、人参以益气补虚。

◆ 使用注意

气火升动，肝阳偏亢者忌用。

药材真假识别

山茱萸正品：本品呈不规则的片状或囊状。表面紫红色至紫黑色，皱缩，有光泽，略透明。顶端有的有圆形萼痕，基部有果梗痕。质柔软。气微，味酸、涩、微苦。

小续命汤

出自《备急千金要方》

续命：患者正气虚弱，被外风侵袭，突然不省人事，半身不遂，语言困难等病证出现。病证危急，服用本方能扶正祛邪，转危为安，故名叫"小续命汤"。

小续命汤桂附芎　麻黄参芍杏防风

黄芩防己兼甘草　**六经**风中此方通

六经：即太阳经、阳明经、少阳经、太阴经、少阴经、厥阴经的合称。

方解 小续命汤出自《备急千金要方》，方剂由麻黄、人参、白芍、杏仁、防风、桂枝、川芎、黄芩、防己、甘草、附子组成。用时与姜、枣同煎，可益气养血，祛风扶正。主治中风卒起，筋脉拘急，半身不遂，口眼歪斜，舌强不能语，或神志混乱，风湿腰痛，痰火病多等。人体气血亏虚，肌表营卫虚弱，外寒入侵，导致中风。方剂中诸药合用，可祛风除湿，益气扶正。

小续命汤方解

君药 胜湿解痉　　**臣药** 发散肌表，疏散风寒，通络　　**佐使药** 疏散肺经

防风一两半
辛温散风，甘缓不峻

麻黄一两
发表散寒

生姜五两
温胃化痰

桂枝一两
通行血脉

防己一两
祛风除湿止痛

杏仁一两
宣通肺气

人参一两
益气补中

川芎一两
养血活血

白芍一两
补血和营

附子一枚
助阳散寒

黄芩一两
清热，制约诸药之温燥

甘草一两
调和诸药

服药时间：饭后　**服药次数：**日一服

服药温度：温

※ 1斤≈500g　1两≈31.25g　1钱≈3.125g
1分≈0.3125g

山茱萸非正品之滇刺枣：本品皱缩扁压，多呈不规则片状。表面棕红色或棕褐色，稍光滑或密被细皱纹，内表面平滑或具疏松的果肉。先端可见细小的花柱残基，基部有果柄痕迹。气微弱而特异，味酸。

防风	麻黄	生姜	桂枝	防己	杏仁
0.08元/g	0.02元/g	0.006元/g	0.03元/g	0.05元/g	0.07元/g
人参	川芎	白芍	附子	黄芩	甘草
0.33元/g	0.02元/g	0.07元/g	0.025元/g	0.017元/g	0.11元/g

※ 此价格为市场价，仅供参考

◆ **组 成**

桂心（《素问病机气宜保命集》作桂枝）、川芎、麻黄、人参、白芍、杏仁、黄芩、甘草、防己各一两，附子一枚，防风一两半，生姜五两。

◆ **用 法**

水煎，分三次温服。

◆ **功 效**

祛风散寒，扶正除湿。

◆ **主 治**

六经中风。症见不省人事，筋脉拘急，半身不遂，口眼歪斜，语言謇涩（即语言困难，说话不流利），或神气混乱等，即刚柔二痉、风湿痹痛等。

◆ **临证加减**

筋急语迟脉弦者，加大人参用量，加薏苡仁、当归；去白芍，以避中寒；烦躁大便不利，去桂枝、附子，加倍芍药用量，且加竹沥；日久不大便，胸中不快，加枳壳、大黄；脏寒下利，去黄芩、防己、麻黄，倍附子，加白术；呕逆加半夏；语言謇涩，手足不利，加石菖蒲、竹沥；身痛发搐，加羌活；口渴加花粉、麦冬。

大秦艽汤

出自《素问病机气宜保命集》

大秦艽汤羌独防　　艽芷辛芩二地黄

石膏归芍苓甘术　　风邪散见可**通**尝

通：普遍，全。

方解 大秦艽汤出自《素问病机气宜保命集》，方剂由秦艽、石膏、羌活、独活、防风、川芎、白芷、黄芩、生地黄、熟地黄、当归、茯苓、白芍、甘草、白术、细辛组成。可祛风清热，养血荣筋，用于治疗风邪初入经络证。人体气血不足，风邪入侵，则致口眼歪斜，手足不能运动，舌强不能言语等病症。

• • • **药材真假识别** • • •

肉苁蓉正品：呈扁圆柱形，长10～20cm，直径5～8cm，表面棕褐色或灰棕色，密被覆瓦状排列的肉质鳞叶。体重，微有柔性。不易折断，断面棕褐色，有淡棕色点状锥管束排列呈波状环纹。气微，味甜、微苦。

大秦艽汤方解

君药 通行经络

秦艽二两
祛散风邪

臣药 解表疏风，驱散风邪

羌活一两
散足太阳膀胱经风邪

细辛半两
散足少阴肾经风邪

独活一两
散足少阴肾经风邪

白芷一两
散足阳明胃经风邪

佐使药 分清上中下三焦之火，防止风邪郁而化热

防风一两
随诸药搜逐各经风邪

熟地黄一两
滋阴补血

当归一两
补血活血

白芍一两
补血柔筋

白术一两
健脾益气

茯苓一两
健脾和胃

甘草一两
益气健脾

黄芩一两
清热燥湿

石膏二两
清热止渴

生地黄一两
凉血养阴

川芎一两
行气散风

服药时间：饭后 服药次数：一升分三次服
服药温度：温

※ 1斤≈500g　1两≈31.25g　1钱≈3.125g
1分≈0.3125g

秦艽	羌活	细辛	独活	白芷	防风	熟地黄	当归
0.08元/g	0.09元/g	0.07元/g	0.012元/g	0.009元/g	0.08元/g	0.1元/g	0.05元/g
白芍	白术	茯苓	甘草	黄芩	石膏	生地黄	川芎
0.07元/g	0.16元/g	0.06元/g	0.11元/g	0.017元/g	0.001元/g	0.09元/g	0.02元/g

※ 此价格为市场价，仅供参考

◆ 组成

秦艽、石膏各二两，羌活、独活、防风、川芎、白芷、黄芩、生地黄、熟地黄、当归、白芍、茯苓、甘草、白术各一两，细辛半两。

◆ 用法

上述十六味药，共研粗末，每次服用一两，水煎服。

◆ 功效

祛风清热，活血养血。

◆ 主治

风邪初中经络。症见手足不能运动，舌强不能语，口眼歪斜，风邪散

肉苁蓉非正品之新疆肉苁蓉：本品呈扁圆锥形或纺锤形，表面红棕色或棕褐色。茎下部鳞叶较疏，上部密集，鳞叶基部宽阔。体重质坚硬，难折断，断面颗粒性，有时中空。气微，味甜微苦。

见，血虚不能养筋者。

◇ **临证加减**

无内热，可减石膏、黄芩等清热之品。

◇ **现代运用**

主要用于缺血性脑卒中、面部神经

麻痹等属风邪初中经络者，亦可酌情加减用于风湿性关节炎属风湿热弊者。

◇ **使用注意**

风中脏腑证属内风所致者忌用，服药时宜微煎。

顺风匀气散

出自《奇效良方》

顺风匀气术乌沉　　白芷天麻苏叶参

木瓜甘草青皮合　　**喝僻** **偏枯** 口 **舌喑**

喝僻：即口眼喝斜。　偏枯：即半身不遂。

舌喑：即舌强不能说话。

方解 顺风匀气散出自《奇效良方》，方剂由白术、乌药、天麻、人参、苏叶、白芷、木瓜、青皮、甘草、沉香组成。用时与姜同煎，可用于治疗中风。

邪之所凑，其气必虚，气血虚则气血运行不畅，所以气滞，气滞是本证的主症。方中诸药配伍，散风足气，并能调匀气机，诸证皆除，故名"顺风匀气散"。

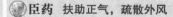

顺风匀气散方解

君药 疏散风邪	**臣药** 扶助正气，疏散外风	**佐使药** 平肝伸筋

白芷三分	苏叶三分	天麻五分	白术二钱	人参五分	乌药一钱半	青皮三分
疏散风邪	理气宽中	平肝息风	益气补脾	益气扶正	行气止痛	消积化滞

药材真假识别

白芷正品：本品呈圆锥形。表面灰黄色至黄棕色，光滑，有支根痕及横向皮孔样突起，顶端有凹陷的茎痕。质硬，皮部散有多数棕色油点，形成层环类圆形，棕色。气芳香，味辛、微苦。

沉香三分
行气以行血

木瓜三分
味酸入肝

甘草三分
益气补脾扶正

服药时间：饭后服用　服药次数：日一服
服药温度：温

※ 1斤≈500g　1两≈31.25g　1钱≈3.125g
1分≈0.3125g

白芷	苏叶	天麻	白术	人参
0.009元/g	0.013元/g	0.12元/g	0.16元/g	0.33元/g
乌药	青皮	沉香	木瓜	甘草
0.015元/g	0.012元/g	1.3元/g	0.01元/g	0.11元/g

※ 此价格为市场价，仅供参考

◆ **组 成**

白术二钱，乌药一钱半，沉香、白
芷、苏叶、木瓜、甘草、青皮各三分，
天麻、人参各五分。

◆ **用 法**

上述十味药加生姜三片，水煎服。

◆ **功 效**

顺风匀气。

◆ **主 治**

中风。症见半身不遂，行动不利，
口眼㖞斜，舌强不能言等。

独 活 汤

出自《丹溪心法》

独活汤中羌独防　　芎归辛桂参夏菖

昏聩：神识昏
乱，不明事理
的症状。

茯神远志白薇草　　瘈疭昏聩力能匡 —— 匡：纠正，挽救。

方解　独活汤出自《丹溪心法》，方剂由羌活、独活、防风、当归、川芎、
细辛、桂心、人参、半夏、菖蒲、茯神、远志、白薇、甘草组成。可补肝宁
心，血活神宁，主治瘈疭证。瘈疭由肝虚外感风邪所致，若肝虚外感风邪，
痰滞经络，则四肢屈伸不能自已；痰滞上蒙则神志昏厥，风邪外袭则恶寒发
热。方中诸药配伍，风静火息，开窍安神，诸证愈。

药材真假识别

白芷非正品之香白芷：本品呈类圆锥形，分枝或不分枝。外表棕黄色，粗糙，具多数纵纹和横向皮
孔样突起，质硬，断面皮类白色，散有棕色油点及裂隙，木质部淡黄色。气芳香，味辣而苦。

独活汤方解

君药　疏散风邪

臣药　温经活络

佐使药　补血活血

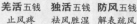

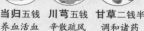

| 羌活五钱 | 独活五钱 | 防风五钱 | 细辛五钱 | 桂心五钱 | 当归五钱 | 川芎五钱 | 甘草二钱半 |
| 止风痹 | 祛风胜湿 | 解表疏风 | 搜少阴之风 | 散风寒 | 养血活血 | 辛散疏风 | 调和诸药 |

| 半夏五钱 | 菖蒲五钱 | 茯神五钱 | 远志五钱 | 白薇五钱 | 人参五钱 | 生姜适量 | 大枣适量 |
| 燥湿化痰 | 开窍化痰 | 宁心安神 | 安神志 | 清热散风 | 益气补脾 | 调和营卫 | 调和营卫 |

服药时间：饭后　服药次数：日一服
服药温度：温

※ 1斤≈500g　1两≈31.25g　1钱≈3.125g
1分≈0.3125g

羌活	独活	防风	细辛	川芎	半夏	菖蒲	甘草
0.09元/g	0.012元/g	0.08元/g	0.07元/g	0.02元/g	0.12元/g	0.03元/g	0.11元/g
当归	茯神	远志	白薇	人参	生姜	大枣	桂心
0.05元/g	0.02元/g	0.05元/g	0.013元/g	0.33元/g	0.006元/g	0.02元/g	0.03元/g

※ 此价格为市场价，仅供参考

◆ 组 成

独活、羌活、防风、川芎、当归、细辛、桂心、人参、半夏、菖蒲、茯神、远志、白薇各五钱，甘草二钱半。

◆ 用 法

上述十四味药共研粗末，每次服用一两，用时加生姜、大枣，水煎服。

◆ 功 效

疏风散邪，补肝宁心，开窍。

◆ 主 治

肝虚受风（即肝虚外风乘虚而侵入）。症见瘛疭，恶寒发热或神志昏瞆等。

药材真假识别

白芷正品之杭白芷：本品呈圆锥形。上部近方形或类方形。表面灰棕色，有多数较大的皮孔样横向突起，长0.5～1cm，排列成近四纵行，顶端有凹陷的茎痕。质硬，气芳香。

川芎茶调散

出自《太平惠民和剂局方》

> 川芎茶调散荆防　辛芷薄荷甘草羌
>
> 目昏鼻塞风攻上　正偏头痛悉能康
>
> 方内若加僵蚕菊　菊花茶调用亦臧 —— 臧：善，好。

方解 川芎茶调散出自《太平惠民和剂局方》，方剂由薄荷、川芎、荆芥、防风、细辛、羌活、白芷、甘草组成。用时与清茶调服，可疏风止痛，用于治疗外感风邪头痛。头为诸阳之会，风邪外袭、循经上犯导致头痛。方中诸药配伍，可疏风止痛，又因服用时以清茶调下，故名"川芎茶调散"。

《川芎茶调散方解》

君药　散风邪，风寒

川芎四两
祛风活血止头痛

荆芥四两
轻扬升散

臣药　疏风止痛，清利头目

防风一两半
散风解表

白芷二两
善治足阳明胃经头痛

羌活二两
善治足太阳膀胱经头痛

细辛一两
善治足少阴肾经头痛

薄荷八两
消散上部风热

佐药

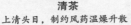

清茶
上清头目，制约风药温燥升散

使药　益气和中

甘草二两
调和诸药

服药时间：饭后　服药次数：一升分三次服
服药温度：温

※ 1斤≈500g　1两≈31.25g　1钱≈3.125g
1分≈0.3125g

药材真假识别

白芷非正品之岩白芷：本品呈圆柱形或圆锥形，稍弯曲。表面黄棕色至红棕色，具纵皱纹及横向皮孔样突起。根头部有环纹，顶端中央有下凹的茎残基。质脆，易折断，断面皮部白色，气微。

川芎	荆芥	防风	白芷	羌活	细辛	薄荷	甘草
0.02元/g	0.007元/g	0.08元/g	0.009元/g	0.09元/g	0.07元/g	0.006元/g	0.11元/g

※ 此价格为市场价，仅供参考

◇ 组 成

川芎、荆芥各四两，防风一两半，细辛一两，白芷、甘草、羌活各二两，薄荷八两。

◇ 用 法

上述八味药共研细末，每次服用二钱，饭后用清茶调下。

◇ 功 效

疏风止痛。

◇ 主 治

外感风邪头痛。症见偏头痛或巅顶头痛，恶寒发热，鼻塞，目眩头昏，舌苔薄白，脉浮等。

◇ 临证加减

外感风热头痛，加菊花、僵蚕、蝉蜕以疏散风热，即"菊花茶调散"（《丹溪心法附余》）；头痛风寒偏甚，宜减薄荷用量，酌情加苏叶、生姜以祛风散寒；头风头痛，久而难愈，宜重用川芎，酌加桃仁、红花、全蝎、地龙等以活血化瘀，搜风通络；外感风湿头痛，加苍术、藁本以散风逐湿。

◇ 现代运用

主要用于头痛、感冒、偏头痛、血管神经性头痛、慢性鼻炎头痛等外感风邪所致头痛。

◇ 使用注意

气虚、血虚或阴虚阳亢所致头痛者，不宜服用本方。服用汤剂时不宜久煎。

附 方

方名	组成	用法	功用	主治
菊花茶调散	川芎茶调散加菊花、僵蚕	共研为细末，每次服二钱，饭后清茶调下	疏风止痛，清利头目	风热上犯。症见巅顶痛，偏头痛、头痛或头晕目眩等

药材真假识别 ·······

钩藤非正品之攀枝钩藤：本品呈方柱状，四面微有纵凹陷。钩渐尖，顶端微膨大，基部稍扁平，长1~2cm。表面棕黄色或棕红色，密被黄棕色或白色长柔毛，尤以钩尖端及茎节处更密。折断面髓部灰白色。

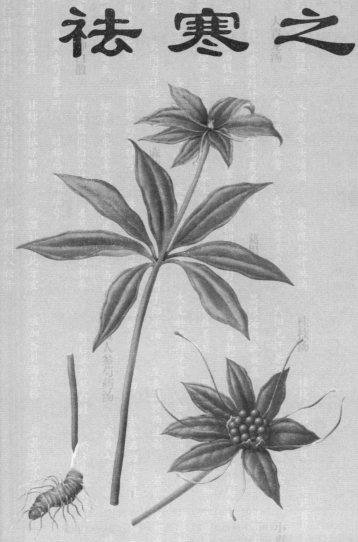

第十一章

祛寒之剂

祛寒法，又名温法，是使用温药回阳救逆，温中散寒以祛里寒的方法。所用的方剂，即是祛寒之剂，用于治疗里寒证。其形成原因，多为素体阳虚，寒自内生；或表寒未解而传内，或外邪直中于内，或误治伤阳等。临证运用时，须辨证而治。

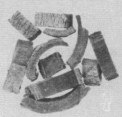

理中汤

出自《伤寒论》

理中：指本方有调理中焦脾胃的作用。	**理中汤主理中乡　　甘草人参术黑姜**——　**黑姜**：干姜慢火煨至极黑，故名。 **呕利腹痛阴寒盛　　或加附子总回阳**

方解 理中汤出自张仲景所著的《伤寒论》，方剂由人参、炙甘草、白术、干姜组成。有温中补气健脾之功，用于治疗脾胃虚寒证。脾胃位于中焦，主运化，若脾胃湿寒，则运化不利。方中诸药相配，祛中焦之寒，甘温脾胃之虚，升清阳，降浊阴，健运化，则诸证除。"中"指脾胃，因此方有调理脾胃之功，故名"理中汤"。

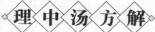 理中汤方解

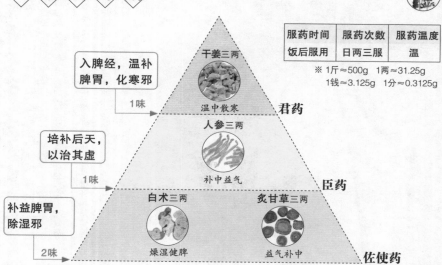

入脾经，温补脾胃，化寒邪 —— 1味

培补后天，以治其虚 —— 1味

补益脾胃，除湿邪 —— 2味

干姜三两　温中散寒　**君药**

人参三两　补中益气　**臣药**

白术三两　燥湿健脾　　炙甘草三两　益气补中　**佐使药**

服药时间	服药次数	服药温度
饭后服用	日两三服	温

※ 1斤≈500g　1两≈31.25g
1钱≈3.125g　1分≈0.3125g

药材真假识别

吴茱萸正品：本品呈球形或略呈五角状扁球形。表面暗黄绿色至褐色，粗糙。顶端有五角星状的裂隙，质硬而脆，横切面可见及淡黄色种子1~2粒。气芳香浓郁，味辛辣而苦。

干姜	人参	白术	炙甘草
0.014元/g	0.33元/g	0.16元/g	0.11元/g

※ 此价格为市场价，仅供参考

◆ **组 成**

炙甘草、人参、白术、干姜各三两。

◆ **用 法**

上述四味药，水煎后，分三次温服。本方制成蜜丸，即"理中丸"。

◆ **功 效**

温中祛寒，补气健脾。

◆ **主 治**

中焦虚寒（中焦阳气虚有寒）。症见呕吐，腹痛，下痢，不欲饮食，舌淡苔白或白滑，脉迟缓等。或小儿慢惊，或阳虚失血，或病后喜垂涎沫，或霍乱吐泻，以及胸痹等由中焦虚寒所致者。

◆ **现代运用**

临床多用于胃及十二指肠溃疡、慢性胃肠炎、霍乱、胃下垂等胃肠功能衰弱、而属脾胃虚寒者，以肢体寒而不温，舌淡苔白，脉沉细无力为辨证要点。现代药理研究表明，本方亦可促进溃疡愈合，提高机体免疫力、增强体力、调节内分泌。

吴茱萸汤

出自《伤寒论》

> 吴茱萸汤人参枣　　重用生姜温胃好
>
> 阳明寒呕少阴利　　厥阴头痛皆能保

方解 吴茱萸汤出自张仲景的《伤寒论》，方剂由吴茱萸、人参、生姜、大枣组成，可温中补虚，降逆止呕，用于治疗脾胃虚寒或肝经寒气上逆。肝胃虚寒，浊阴上逆，食后泛泛欲呕或干呕，或吐清涎冷沫，胸满脘痛，头痛，肢凉，大便泄泻，烦躁不安，舌淡苔白滑，脉沉弦或迟。方中诸药配合，温中补虚，降逆止呕，诸证自愈。

药材真假识别

吴茱萸非正品之少果吴萸：本品果实呈扁球形。多数开裂，辐射状排列，外果皮绿黄色至棕褐色。粗糙，具突起的腺点；内果皮淡黄色，光滑，由基部向上反卷与外部果皮分离；果实下部有小型宿萼，具香气。

吴茱萸汤方解

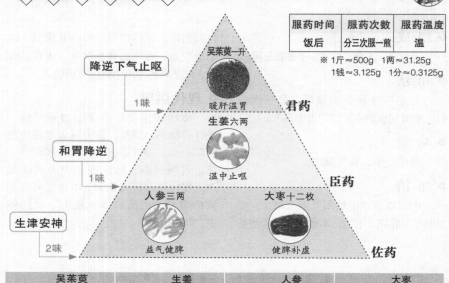

服药时间	服药次数	服药温度
饭后	分三次服一煎	温

※ 1斤≈500g 1两≈31.25g
1钱≈3.125g 1分≈0.3125g

降逆下气止呕 1味 → 吴茱萸一升 暖肝温胃 **君药**

和胃降逆 1味 → 生姜六两 温中止呕 **臣药**

生津安神 2味 → 人参三两 益气健脾 / 大枣十二枚 健脾补虚 **佐药**

吴茱萸	生姜	人参	大枣
0.037 元/g	0.006 元/g	0.33 元/g	0.02 元/g

※ 此价格为市场价，仅供参考

◆ **组 成**

吴茱萸一升，人参三两，大枣十二枚，生姜六两。

◆ **用 法**

上述四味药，水煎分三次温服。

◆ **功 效**

温中补虚，降逆止呕。

◆ **主 治**

少阴吐利，手足厥冷，烦躁。胃中虚寒（阳明虚寒）。症见食欲不振，欲呕，胸膈满闷，或胃脘痛，吞酸嘈杂。

◆ **临证加减**

胃气不降，呕吐剧烈加半夏、陈皮以理气降逆；寒邪上逆，头痛明显加白芷、藁本以温经止痛；中寒不运，泄泻剧烈加炒白术、茯苓以健脾止泻。

◆ **使用注意**

对于胃热呕逆或阳亢头痛，应禁用本方。

- - - - - - - - - -

药材真假识别

吴茱萸非正品之臭辣子：本品果实呈星状扁球形。表面棕褐色或黑褐色，粗糙，有皱纹，突出的油点没有吴茱萸明显。顶端呈梅花状深裂，果梗的绒毛少，质硬而脆。气特异，味苦微辛辣或无辛辣味。

回阳救急汤

出自《伤寒六书》

六君：即"六君子汤"。由人参、白术、茯苓、炙甘草、陈皮、半夏组成。

回阳救急用 六君　桂附干姜五味 群 —— **群：**会合。

加麝三厘或胆汁　三阴寒厥 见奇勋

三阴寒厥：指寒邪直中三阴经（足太阴、足少阴、足厥阴），真阳衰微而出现四肢厥冷。

方解　回阳救急汤出自《伤寒六书》，方剂由熟附子、干姜、肉桂、人参、白术、茯苓、半夏、陈皮、炙甘草、五味子组成。用时与生姜同煎，可回阳救急，益气生脉，用于治疗三阴寒邪内盛，真阳衰微证。寒为阴邪，可伤阳气。本方由四逆汤和六君子汤加减而成，既解真气虚衰，又消散亡之危象，故名"回阳救急汤"。

回阳救急汤方解

君药 祛寒救逆

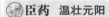

熟附子
峻补元阳

臣药 温壮元阳

肉桂
散寒止痛

干姜
温中散寒

佐使药 除阳虚水湿不化所生之痰

人参
大补元气

白术
健脾运湿

茯苓
健脾渗湿

炙甘草
调和诸药

陈皮
理气化痰

半夏
燥湿化痰

五味子
收敛微阳

生姜
温中散寒

麝香
通十二经血脉

服药时间：饭后　**服药次数：**日两服

服药温度：温

※ 1斤≈500g　1两≈31.25g　1钱≈3.125g
1分≈0.3125g

药材真假识别

吴茱萸非正品之华南吴茱萸：本品果实多已成熟。外果皮棕褐色至红褐色，粗糙，具黄白色窝点。内果皮黄棕色，光滑。每一分果瓣中具1粒种子，卵球形，黑色，有光泽。气淡，嚼之具芳香味。

熟附子	肉桂	干姜	人参	白术	茯苓
0.025元/g	0.03元/g	0.014元/g	0.33元/g	0.16元/g	0.06元/g
炙甘草	陈皮	半夏	五味子	生姜	麝香
0.11元/g	0.03元/g	0.12元/g	0.06元/g	0.006元/g	185元/g

※ 此价格为市场价，仅供参考

◆ 组 成

人参、白术、茯苓、炙甘草、陈皮、半夏、肉桂、熟附子、干姜、五味子（共十味药，原书无药量）。

◆ 用 法

上述十味药加生姜三片水煎，临服时加麝香三厘调服。

◆ 功 效

回阳救急，益气生脉。

◆ 主 治

寒邪直中三阴，真阳衰微。症见恶寒嗜卧，吐泻腹痛，四肢厥冷，口不渴，神衰欲寐，或身寒战栗，或吐涎沫，或指甲口唇青紫，脉沉微，舌淡苔白，甚或无脉等。

◆ 现代运用

临床常用于食物中毒、急性胃肠炎等吐泻剧烈所致的虚脱、血压下降者，以四肢厥冷，下利清谷，脉微，神衰欲寐为辨证要点。

蚤休 草部 毒草类

清热解毒 消肿止痛

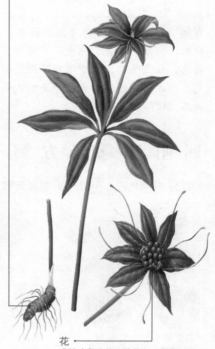

根
[性味] 味苦，性微寒，有毒。
[主治] 惊痫，摇头弄舌，热气在腹中。

花
[性味] 味苦，性微寒，有毒。
[主治] 治胎风手足搐，能吐泻瘰疬。

· 药材真假识别 ·

肉桂正品：本品呈槽状或卷筒状。外表面灰棕色，稍粗糙，内表面暗红棕色，略平坦。质硬而脆，易折断，断面不平坦。外层棕色，较粗糙，内层红棕色而油润，两层间有一条黄棕色的线纹。

真武汤

出自《伤寒论》

真武：传说真武为北方的水神。

水气：水饮。

真武汤壮肾中阳　茯苓术芍附生姜

少阴腹痛有**水气**　**悸眩瞤惕**保安康

悸眩：悸，指心下悸，乃水气上凌于心所致。眩，即头眩，清阳不升缘故。

惕：瞤，指目跳动。这里指身体肌肉跳动。惕，作恐惧解，也指筋跳动。

方解 真武汤出自张仲景的《伤寒论》，方剂由炮附子、白术、茯苓、白芍、生姜组成。可温阳利水，主治脾肾阳虚，水饮内停证。人体水液代谢与肺脾肾关系密切，三脏均可影响人体运化水湿。方中诸药相配，温阳利水。又因民间传说中，真武乃司水之神，方中诸方合用温肾行水，故名"真武汤"。

真武汤方解

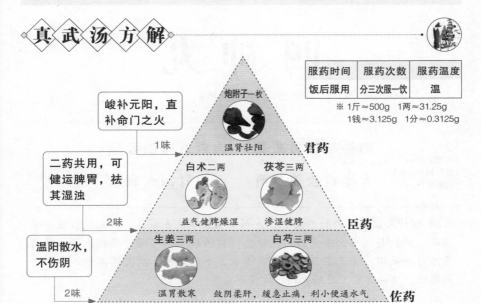

峻补元阳，直补命门之火

1味

炮附子一枚
温肾壮阳

君药

二药共用，可健运脾胃，祛其湿浊

2味

白术二两
益气健脾燥湿

茯苓三两
渗湿健脾

臣药

温阳散水，不伤阴

2味

生姜三两
温胃散寒

白芍三两
敛阴柔肝，缓急止痛，利小便通水气

佐药

服药时间	服药次数	服药温度
饭后服用	分三次服一饮	温

※ 1斤≈500g　1两≈31.25g
　1钱≈3.125g　1分≈0.3125g

- - - - - - - - ● 药材真假识别 ● - - - - -

肉桂非正品之阴香：本品呈槽状，内表面暗红棕色，平滑，划之油痕不明显。质硬而脆，易折断，断面红棕色，粗糙，内外分层不明显，无黄棕色的线纹。味辛，微甜。

炮附子	白术	茯苓	生姜	白芍
0.025元/g	0.16元/g	0.06元/g	0.006元/g	0.07元/g

※ 此价格为市场价，仅供参考

◆ **组 成**

茯苓、白芍、生姜各三两，白术二两，炮附子一枚。

◆ **用 法**

上述五味药，水煎，分三次温服。

◆ **功 效**

温阳利水。

◆ **主 治**

①太阳病发汗太过，阳虚水泛。症见汗出不解，发热，心下悸，头眩，振振欲擗地。

②脾肾阳虚，水气内停。症见小便不利，腹痛，四肢沉重疼痛，下利，或肢体浮肿，苔白不渴，脉沉等。

◆ **临证加减**

呕吐，去附子，加半夏、吴茱萸以温胃止呕；咳嗽，加细辛、干姜、五味子以温肺化饮；腹泻较重，去白芍，加干姜以温中止泻。

◆ **使用注意**

湿热肿胀、阴虚停水者禁用。

四 神 丸

出自《内科摘要》

四神 故纸 吴茱萸　　肉蔻五味四般须

大枣百枚姜八两　　五更 肾泻 火衰扶

故纸：破故纸为豆科植物补骨脂的果实。

肾泻：五更泻，五更之时腹泻。

方解 四神丸出自《内科摘要》，方剂由破故纸、吴茱萸、肉豆蔻、五味子组成。用时与大枣、生姜同煎，睡前以盐汤服下，可温肾固肠止泻，常用于治疗五更泻。肾火衰弱，致脾胃湿寒，下元不固，则久泻不愈。方中诸药配伍，温补脾肾，涩肠止泻，故肾泻自愈。

药材真假识别 ▶

肉豆蔻正品：本品呈卵圆或椭圆形，表面灰棕色或灰黄色。原种脐部位于宽端，呈浅色圆形突起。合点部位呈凹陷，种脊部位呈纵沟状，连接两端质坚硬，胚富油性。气香浓烈，味辛。

四神丸方解

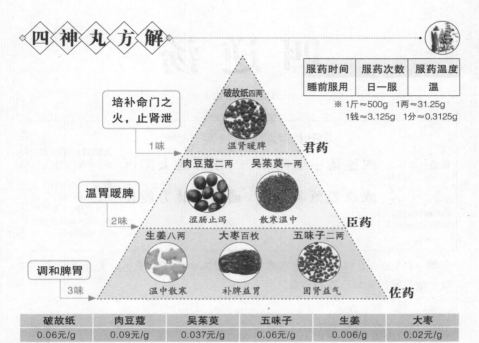

服药时间	服药次数	服药温度
睡前服用	日一服	温

※ 1斤≈500g 1两≈31.25g
1钱≈3.125g 1分≈0.3125g

培补命门之火，止肾泄 — 1味 — 破故纸四两 — 温肾暖脾 — **君药**

温胃暖脾 — 2味 — 肉豆蔻二两 涩肠止泻 — 吴茱萸一两 散寒温中 — **臣药**

调和脾胃 — 3味 — 生姜八两 温中散寒 — 大枣百枚 补脾益胃 — 五味子二两 固肾益气 — **佐药**

破故纸	肉豆蔻	吴茱萸	五味子	生姜	大枣
0.06元/g	0.09元/g	0.037元/g	0.06元/g	0.006/g	0.02元/g

※ 此价格为市场价，仅供参考

◆ 组 成

肉豆蔻、五味子各二两，破故纸四两，吴茱萸一两。

◆ 用 法

上述四味药共研细末，和生姜八两，大枣百枚同煮，煮熟后枣肉和药末共捣匀做成丸药，每次服二至三钱，临睡时白开水或淡盐汤送下。

◆ 功 效

涩肠止泻，温补脾肾。

◆ 主 治

脾肾虚寒。症见每日五更天时大便泄泻，不思饮食，或久泻不止，神疲乏力，腹痛腰酸肢冷，脉沉迟无力，舌淡苔白。

◆ 临证加减

久泻中气下陷而见脱肛，加黄芪、升麻；脾肾阳虚甚而见洞泄无度，畏寒肢冷，加附子、肉桂等。

◆ 现代运用

主要用于慢性结肠炎、肠结核、过敏性结肠炎、肠易激综合征之久泻或五更泻等属脾肾虚寒者。

药材真假识别

肉豆蔻非正品之长形肉豆蔻：本品呈长椭圆形，表面灰褐色，有浅色纵沟纹及不规则网纹。合点部位呈略凹陷，种脊部位呈纵沟状。质坚硬，断面显棕黄色与类白色相杂的大理石样花纹，胚，富油性。气香浓烈，味辛。

四逆汤

出自《伤寒论》

三阴：即指足太阴脾、足少阴肾、足厥阴肝。

四逆：四肢温和为顺，不温为逆。本方能治肾阳衰微，阴寒太盛的四肢厥逆，故名四逆汤。

四逆汤中姜附草

或益姜葱参芍桔

三阴厥逆太阳沉

通阳复脉力能任

太阳沉：指太阳证。脉沉者亦用此方。

厥逆：即指四肢逆冷，手冷可过肘，足冷可过膝。由阳气内衰，阴寒独盛所致。此属阴证厥逆。

方解 四逆汤出自张仲景的《伤寒论》，方剂由附子、干姜、炙甘草组成。用于治疗肾阳衰微，寒邪内盛。

四逆汤方解

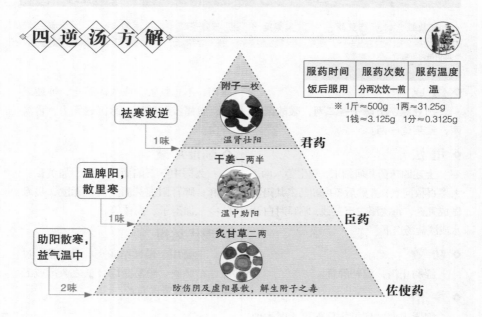

服药时间	服药次数	服药温度
饭后服用	分两次饮一煎	温

※ 1斤≈500g　1两≈31.25g
1钱≈3.125g　1分≈0.3125g

祛寒救逆　1味

附子一枚
温肾壮阳　**君药**

温脾阳，散里寒　1味

干姜一两半
温中助阳　**臣药**

助阳散寒，益气温中　2味

炙甘草二两
防伤阴及虚阳暴散，解生附子之毒　**佐使药**

药材真假识别

附子正品之黑顺片：本品呈纵切不规则三角形片状，上宽下窄。外皮黑褐色，切面暗黄色，油润，具光泽，半透明。木部呈类三角形，并可见纵向"筋脉"纹理。质硬而脆，断面角质样。气微，味淡。

附子	干姜	炙甘草
0.025/g	0.014元/g	0.11元/g

※ 此价格为市场价，仅供参考

◇ 组 成

干姜一两半，附子一枚，炙甘草二两。

◇ 用 法

上述三味药，附子先煎一小时，再加余药同煎，取汁分两次服。

◇ 功 效

回阳救逆。

◇ 主 治

阳虚寒厥证。症见四肢厥逆，恶寒嗜睡，呕吐不渴，神衰欲寐，腹痛下利，舌苔白滑，脉微细等，或太阳病误汗亡阳脉沉者。

◇ 临证加减

阴伤口燥，加五味子、麦冬以滋液敛阴；病重寒甚，重用干姜、附子；体虚脉微，加人参、黄芪以复脉益气；肢肿尿少，加泽泻、茯苓利水消肿等；大汗淋漓，加牡蛎、龙骨以潜阳固脱；呕吐加半夏、陈皮以降逆止呕。

◇ 使用注意

附子生食有毒，服用时多用制附子，且需久煎；手足转温即止，勿过多服用，阴虚者禁用本方。

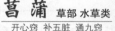

菖蒲 草部 水草类

开心窍 补五脏 通九窍

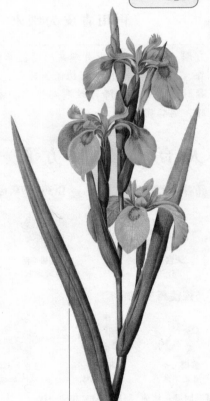

叶
[性味] 味辛，性温，无毒。
[主治] 治疔疮、大风疥。

药材真假识别

附子正品之白附片：药材为乌头的子根经食用胆巴水浸制、煮、切片、水漂、蒸、烘、硫黄熏的加工品。本品形状、气味与黑顺片相同。唯外皮已除去，全体均为黄白色半透明状，片较薄，厚约0.3cm。

天台乌药散

出自《医学发明》

天台乌药木茴香　　川楝槟榔巴豆姜

再用青皮为细末　　一钱酒下痛疝尝

方解 天台乌药散出自李杲的《医学发明》，方剂由天台乌药、木香、小茴香、高良姜、青皮、川楝子、巴豆、槟榔组成，可行气疏肝，散寒止痛。寒凝肝脉，气机阻滞可致寒疝结痛。方中诸药同用，解寒凝，散气滞，和肝脉，则疝痛自除。

天台乌药散方解

君药 散寒止痛

天台乌药半两
行气疏肝

臣药 四药合用助君药，行气散寒

小茴香半两	青皮半两	木香半两	高良姜半两
暖肝散寒	疏肝破气	行气止痛	散寒止痛

佐使药 行气化滞

槟榔二个	川楝子十个	巴豆七十粒
直达下焦	行气散结	攻除合积

服药时间：饭前　服药次数：每服一钱
服药温度：温

※ 1斤≈500g　1两≈31.25g　1钱≈3.125g
1分≈0.3125g

天台乌药	小茴香	青皮	木香	高良姜	槟榔	川楝子	巴豆
0.015元/g	0.012元/g	0.012元/g	0.01元/g	0.012元/g	0.015元/g	0.003元/g	0.015元/g

※ 此价格为市场价，仅供参考

药材真假识别

槟榔正品：本品呈略扁的橄榄状，似干瘪的红枣。表面暗棕色，具细密的纵皱纹。气微香，味甘。

◆ 组 成

天台乌药、木香、小茴香、高良姜、青皮各半两，川楝子十个，巴豆七十粒，槟榔二个。

◆ 用 法

上述八味药，先将巴豆微打破，同川楝子用麸炒黑，去巴豆及麸皮不用，合余药共研细末和匀，每次服一钱，温酒送下。

◆ 功 效

行气疏肝，散寒止痛。

◆ 主 治

寒凝气滞，小肠疝气。症见少腹引控睾丸而痛，偏坠肿胀等。

◆ 临证加减

寒甚而下身冷痛，加吴茱萸、肉桂散寒止痛；睾丸痛而偏坠肿胀甚，加橘核、荔枝核行气散结止痛；气血瘀滞见脘腹瘕聚，加枳实、三棱、莪术以破气散瘕；寒凝经脉见痛经，加川芎、当归、香附以活血调经。

◆ 现代运用

临床上主要用于治疗附睾炎、腹股沟疝、睾丸炎、肠痉挛和痛经等属肝经寒凝气滞者。

◆ 使用注意

疝痛属肝肾阴虚气滞或兼有内热者，不宜服用本方。

槟榔　果部 夷果类
驱虫 消积 下气 行水

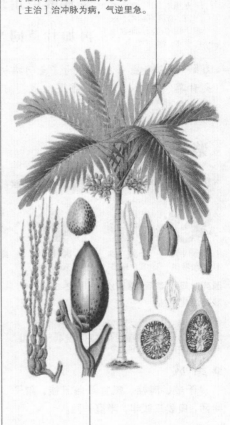

叶
[性味] 味苦，性温，无毒。
[主治] 治冲脉为病，气逆里急。

子
[性味] 味苦、辛、涩，性温，无毒。
[主治] 主消谷逐水，除痰澼，杀肠道寄生虫。

药材真假识别

槟榔非正品之枣槟榔：本品呈圆锥形或扁球形，表面淡棕色至暗棕色，有浅棕色的网状沟纹，基部中央有圆形凹陷的珠孔。质坚硬，不易破碎，断面有乳白色与棕红色相间的大理石样纹理。味涩而微苦。

浆 水 散

出自《素问病机气宜保命集》

浆水：指地浆水。是掘地三尺，灌水搅混，待其沉淀后，取上面的清液，即称地浆水，为阴中之阴。

浆水散中用地浆　　干姜附桂与良姜

再加甘草同半夏　　吐泻身凉立转阳

方解 浆水散出自刘完素的《素问病机气宜保命集》，方剂由干姜、肉桂、炙甘草、附子、良姜、半夏组成。可温阳散寒，降逆和中。脾胃阳虚有寒则致霍乱。方中诸药合用，散寒邪，复阳气，和脾胃，则吐泻身凉可愈。

浆 水 散 方 解

🧑君药 温补脾肾之阳		🧑臣药 助君药温补肾		🧑佐使药 生化气血，温中和胃	
附子半两 补火助阳	干姜五钱 温中散寒	肉桂五钱 散寒止痛	良姜二钱半 温中止痛	半夏一两 降逆止呕	炙甘草五钱 益气补脾

服药时间：饭后 服药次数：日2-3服
服药温度：热

※ 1斤≈500g　1两≈31.25g　1钱≈3.125g
1分≈0.3125g

附子	干姜	肉桂	良姜	半夏	炙甘草
0.025元/g	0.014元/g	0.03元/g	0.012元/g	0.12元/g	0.11元/g

※ 此价格为市场价，仅供参考

◆ **组 成**

干姜、肉桂、炙甘草各五钱，附子半两，良姜二钱半，半夏一两。

◆ **用 法**

上述六味药共研细末，每次服三至五钱，服用时浆水煎，热服。

◆ **功 效**

降逆和中，温阳散寒。

◆ **主 治**

脾肾阳虚，中寒霍乱。症见身凉肢冷，腹痛吐泻，汗多脉微等；或暑月中寒，而见突然吐泻，阳虚欲脱者。

药材真假识别

小茴香正品：本品为双悬果，呈圆柱形，表面黄绿色或淡黄色，两端略尖，顶端残留有黄棕色突起的柱基。分果呈长椭圆形，背面有纵棱5条，棱间距略相等。有特异香气，味微甜、辛。

黑 锡 丹

出自《太平惠民和剂局方》

黑锡丹能镇肾寒　　硫黄入锡结成团

葫芦故纸茴沉木　　桂附金铃肉蔻丸

方解 黑锡丹出自《太平惠民和剂局方》，方剂由黑锡、硫黄、葫芦巴、补骨脂、小茴香、沉香、木香、附子、川楝子、肉豆蔻、肉桂组成，可温壮下元，镇纳浮阳。真阳不足，下元虚冷；阳虚气不化水，生痰生湿，寒凝气滞。

黑锡丹方解

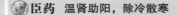

君药 镇摄浮阳

黑锡二两
质重甘寒

硫黄二两
温补命火

臣药 温肾助阳，除冷散寒

附子一两
温补肾阳

肉桂半两
引火归原

葫芦巴一两
温肾助阳

补骨脂一两
补肾助阳

小茴香一两
补肾散寒

佐使药 疏肝利气，调畅气机

沉香一两
降逆平喘

木香一两
温中调气

肉豆蔻一两
温中调气

川楝子一两
疏肝行气止痛，防温燥太过

服药时间：饭前　服药次数：日一服

服药温度：温

※ 1斤≈500g　1两≈31.25g　1钱≈3.125g
1分≈0.3125g

硫黄	附子	肉桂	葫芦巴	补骨脂	黑锡
0.004元/g	0.025元/g	0.03元/g	0.007元/g	0.06元/g	0.15元/g
小茴香	沉香	川楝子	木香	肉豆蔻	
0.012元/g	1.3元/g	0.003元/g	0.01元/g	0.09元/g	

※ 此价格为市场价，仅供参考

药材真假识别

小茴香非正品之藏茴香：本品为双悬果，呈细圆柱形，微弯曲。表面黄绿色或灰棕色，顶端残留柱基，基部有细果柄。分果长椭圆形，质硬。分果横断面略呈五边或六边形，中心黄白色。气香特异，麻辣。

◇ 组 成

黑锡、硫黄各二两，葫芦巴、补骨脂、小茴香、沉香、木香、附子、川楝子、肉豆蔻各一两，肉桂半两。

◇ 用 法

上述十一味药，先将黑锡和硫黄放新铁铫内如常法结黑锡、硫黄砂子（即硫黄入锡结成团），再放地上出火毒，研成极细末，余药都研成极细末，然后一起和匀再研，至黑色光亮为止，用酒糊为丸如梧桐子大，阴干，入布袋内擦令其光亮。每次服三四十粒，空腹用姜盐汤或枣汤送下，妇人则用艾醋汤送下。

◇ 功 效

温壮下元，镇纳浮阳。

◇ 主 治

①奔豚，即气从小腹上冲至胸，胸胁脘腹胀痛。亦治寒疝腹痛，肠鸣滑泄，男子精冷阳痿，女子气血虚寒等。

②真阳不足，肾不纳气，浊阴上泛，上盛下虚。症见四肢厥逆，上气喘促，冷汗不止，舌淡苔白，脉沉微等。

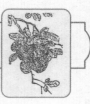

荔枝 果部 夷果类

通糖 益智 健气

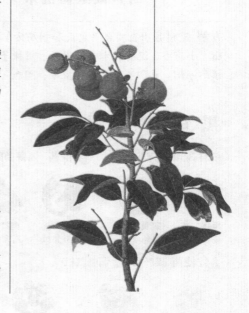

果实

[性味] 味甘，性平，无毒。

[主治] 止烦渴，治头晕心胸烦躁不安，背膊劳闷。

药材真假识别 ⋯⋯⋯⋯⋯⋯⋯⋯⋯⋯⋯⋯⋯⋯⋯⋯⋯⋯⋯⋯⋯⋯⋯⋯⋯⋯⋯⋯⋯

葫芦巴正品：本品略呈斜方形或矩形。表面黄绿色或黄棕色，平滑，质坚硬，不易破碎。种皮薄，胚乳呈半透明状，具黏性；淡黄色，胚根弯曲，肥大而长。气香，味微苦。

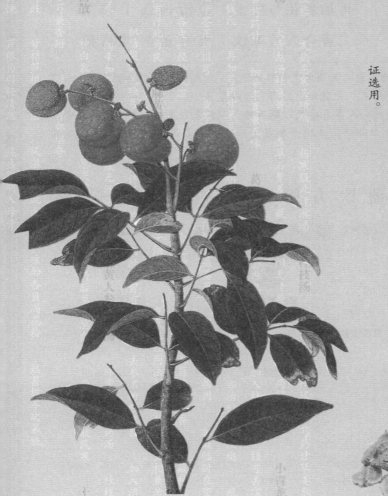

第十二章

祛暑之剂

祛暑之剂，就是清除暑邪、治疗暑病的方剂。暑邪多挟有湿邪，暑为阳邪，湿为阴邪。临床常见发热口渴，汗出心烦，倦怠少气等症。在治疗上应根据病情，辨证施治。其方剂可分为清暑、利湿、益气、发汗等法。临床使用时，当辨证选用。

三物香薷饮

出自《太平惠民和剂局方》

三物香薷：本方由三味药组成，香薷为君药，故名"三物香薷饮"。

三物香薷豆朴先　　若云热盛加黄连

或加苓草名五物　　利湿祛暑木瓜宣

再加参芪与陈术　　兼治内伤十味全

二香合入香苏饮　　仍有薷蕾香葛传

方解 三物香薷饮出自《太平惠民和剂局方》，方剂由香薷、姜制厚朴、白扁豆组成。可祛暑解表，化湿和中，用于治疗夏月外感于寒，内伤于湿证。夏令时节，天气炎热，人多喜冷饮以解暑热，以致表寒里湿。方中诸药配合，可祛暑解表，化湿和中，又因方剂是由以香薷为主药的三味药组成，故名"三物香薷饮"。

三物香薷饮方解

君药 解表散寒，祛暑和中	**臣药** 行气除满，化湿除滞	**佐药** 健脾化湿，消暑
香薷一斤 发汗解表，散寒祛暑，化湿和中	**姜制厚朴半斤** 行气除满	**白扁豆半斤** 健脾化湿

服药时间：不拘时服　**服药次数：**不拘次数
服药温度：冷

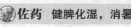

※ 1斤≈500g　1两≈31.25g　1钱≈3.125g
1分≈0.3125g

香薷	姜制厚朴	白扁豆
0.007元/g	0.014元/g	0.01元/g

※ 此价格为市场价，仅供参考

药材真假识别

香薷正品：叶对生，多皱缩或脱落，完整叶片呈卵圆形至宽卵形，暗绿色或灰绿色。全缘，叶脉明显，两面均有棕黑色腺点。质脆，易折断。气香，味微苦。

◆ 组 成

香薷一斤，白扁豆、姜制厚朴各半斤。

◆ 用 法

上述三味药共研粗末，每次服三钱，用水和酒煎，冷服。

◆ 功 效

祛暑解表，化湿和脾。

◆ 主 治

夏月乘凉饮冷，内伤于湿，外感于寒。症见恶寒发热，头重身倦，无汗头痛，腹痛吐泻，舌苔白腻，胸闷，脉浮等。

◆ 现代运用

临床上常用于治疗细菌性痢疾、夏季胃肠型感冒、急性胃肠炎、流行性乙型脑炎等属暑湿外感证者。以身重头痛，胸闷，恶寒发热，无汗，苔白腻，舌淡为辨证要点。现代药理研究表明，本方可发汗、解热、止泻、止吐、调整肠胃功能、抗菌、抗病毒。

附 方

方名	组成	用法	功用	主治
黄连香薷饮	三物香薷饮去扁豆，加黄连	水煎凉服	祛暑清热	中暑热盛，口渴心烦，或大便下血等
五物香薷饮	三物香薷饮加茯苓、甘草	水煎服	祛暑和中	伤暑泄泻，小便不利等
六味香薷饮	五味香薷饮加木瓜	水煎服	祛暑利湿	中暑湿盛者
十味香薷饮	六味香薷饮加人参、黄芪、陈皮、白术	水煎服	祛暑解表，补脾除湿	暑湿内伤。症见身体疲倦，头重吐利，神志昏沉等
二香散	三物香薷饮合"香苏饮"，再加木瓜、苍术而成	水煎服	祛暑解表，理气除湿	夏月外感风寒，内伤湿滞。症见身热恶寒，脘腹胀满，不思饮食等
藿薷汤	三物香薷饮合藿香正气散	水煎服	祛暑解表，理气和中	伏暑吐泻
香薷葛根汤	三物香薷饮加葛根	水煎服	祛暑解表，化湿舒筋	暑月伤风见项背拘挛及伤暑泄泻

香薷非正品土香薷：本品全体密被白色茸毛。茎方柱形，基部暗紫色，上部棕褐色。叶对生，线形，多皱缩，暗绿色或黄绿色，边缘有疏锯齿。花序短，呈头状。质脆，易碎。气香浓，味凉，微辛。

缩脾饮

出自《太平惠民和剂局方》

缩：即缩砂仁。砂仁的原植物有两种，一种是姜科植物阳春砂，一种是姜科植物缩砂，若所用的为植物缩砂的干燥果实，即为缩砂仁。

缩脾饮用清暑气　　砂仁草果乌梅**暨**

甘草葛根扁豆加　　吐泻烦渴温脾胃

古人治暑多用温　　暑为**阴证**此所谓

大顺杏仁姜桂甘　　散寒燥湿**斯**为贵

暨：和，并用。

阴证：此指阴暑，伤暑之一。因暑月炎热而吹风纳凉，或饮冷无度所致。由于暑月受寒，静而得病，故名。

斯：此，这。

方解 缩脾饮出自《太平惠民和剂局方》，方剂由砂仁、草果、乌梅、炙甘草、白扁豆、葛根组成。温脾和中，消暑止泻，用于治疗夏月感受暑湿而从寒化证。阳气不足，湿重于暑，邪从寒化，寒湿伤脾致脾胃虚弱。

缩脾饮方解

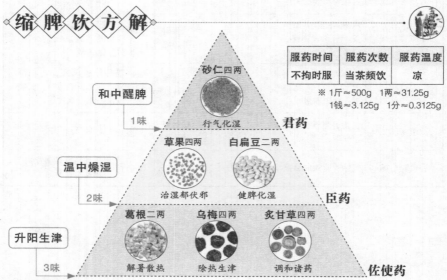

服药时间	服药次数	服药温度
不拘时服	当茶频饮	凉

※ 1斤≈500g　1两≈31.25g
1钱≈3.125g　1分≈0.3125g

和中醒脾　1味

砂仁四两
行气化湿　**君药**

温中燥湿　2味

草果四两
治湿郁伏邪

白扁豆二两
健脾化湿
臣药

升阳生津　3味

葛根二两
解暑散热

乌梅四两
除热生津

炙甘草四两
调和诸药
佐使药

药材真假识别

滑石正品：本品呈不规则致密块状集合体。白色、黄白色或淡蓝灰色，条痕白色。表面具蜡样光泽。质细腻，手模之有滑润感，无吸湿性，置水中不崩散。气微，味淡。

砂仁	草果	白扁豆	葛根	乌梅	炙甘草
0.4元/g	0.04元/g	0.01元/g	0.01元/g	0.024元/g	0.11元/g

※ 此价格为市场价，仅供参考

◆ **组 成**

砂仁、草果（煨）、乌梅、炙甘草各四两，葛根、白扁豆各二两。

◆ **用 法**

上述六味药共研粗末，每次服用四钱，水煎凉服。

◆ **功 效**

温脾消暑，除烦止渴。

◆ **主 治**

感受暑湿，湿伤脾胃。症见烦躁口渴，呕吐泄泻以及暑月酒食所伤等。

六 一 散

出自《伤寒直格》

六一：本方由六份滑石，一份甘草组成，故名"六一散"。

三焦：六腑之一。是脏腑外围最大的腑，又称外腑、孤腑。有主持诸气，疏通水道的作用。

六一滑石同甘草　　解肌行水兼清燥

统治表里及**三焦**　　热渴暑烦泻痢保

益元碧玉与鸡苏　　砂黛薄荷加之好

方解 六一散出自《伤寒直格》，方剂由滑石、甘草组成，可清暑利湿，用于治疗暑湿证。暑热挟湿可致暑湿证，可致人身热、心烦、小便不利。方中诸药配伍，清暑利湿，能使三焦暑湿之邪从下焦渗泄，则热、渴、淋、泻诸证可愈。因本方应用六份质重寒滑的滑石，与一份甘草相配，故名"六一散"。

- **药材真假识别**

滑石非正品之软滑石：本品呈不规则土块状。白色、灰白色或夹有浅黄色、浅红、浅棕、浅灰等色。手摸之有光滑或粗糙感，手捻之成细末且染指显白色。微有泥土样气。味淡，舐之微粘舌。

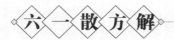

六一散方解

君药 味甘淡性寒，质重而滑，甘寒散积

佐使药 甘寒生津，使滑石利小便而不伤津液

滑石六两
利水湿，清三焦，止烦渴

甘草一两
清热泻火，益气和中

服药时间：饭后　服药次数：日三服
服药温度：温

※ 1斤≈500g　1两≈31.25g　1钱≈3.125g
1分≈0.3125g

滑石	甘草
0.003 元/g	0.11 元/g

※ 此价格为市场价，仅供参考

◆ **组成**

　　滑石六两，甘草一两。

◆ **用法**

　　上述两味药共研细末，每次服用三钱，和蜜少许，冷水或灯心汤调服，每日服用三次。

◆ **功效**

　　清暑利湿。

◆ **主治**

　　感受暑湿。症见身热口渴，小便不利，大便泄泻等。

清暑益气汤

出自《脾胃论》

清暑益气参草芪　　当归麦味青陈皮

曲柏葛根苍白术　　升麻泽泻姜枣随

方解 清暑益气汤出自《脾胃论》，方剂由人参、黄芪、炙甘草、当归、麦冬、五味子、青皮、陈皮、炒神曲、黄柏、葛根、苍术、白术、升麻、泽泻组成。用时与生姜、大枣同煎，可清暑益气，除湿健脾，用于治疗气虚而感暑湿者。

药材真假识别

升麻正品之兴安升麻：表面棕褐色至黑褐色，上有数个洞状茎基，茎基壁的断面有放射状沟纹，下有未去净的细根及根痕，外皮脱落处可见网状纹理。质坚而轻，断面黄白色，四周呈片状，中空。

152

清暑益气汤方解

君药　补中益气

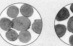 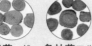 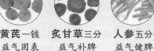

黄芪一钱
益气固表

炙甘草三分
益气补脾

人参五分
益气健脾

臣药　燥湿健脾

 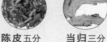

陈皮五分
理气燥湿

当归三分
养血和阴

苍术一钱
健脾祛湿

白术五分
益气健脾

佐使药　疏风散热，消食敛肺

升麻一钱
升举清气

葛根二分
除烦止渴

泽泻五分
淡渗利湿

麦冬三分
润肺清心

五味子九粒
敛肺养阴

炒神曲五分
消食除满

黄柏二分
清热燥湿

青皮二分半
疏肝理气

服药时间：饭后　服药次数：日三服
服药温度：温

※ 1斤≈500g　1两≈31.25g　1钱≈3.125g
1分≈0.3125g

黄芪	炙甘草	人参	青皮	当归	苍术	白术	陈皮
0.08元/g	0.11元/g	0.33元/g	0.012元/g	0.05元/g	0.05元/g	0.16元/g	0.03元/g
升麻	葛根	麦冬	五味子	炒神曲	黄柏	泽泻	
0.022元/g	0.01元/g	0.05元/g	0.06元/g	0.01元/g	0.02元/g	0.014元/g	

※ 此价格为市场价，仅供参考

◆ 组 成

黄芪、苍术、升麻各一钱，人参、泽泻、陈皮、炒神曲、白术各五分，炙甘草、当归、麦冬各三分，青皮二分半，五味子九粒，黄柏、葛根各二分。

◆ 用 法

上述十五味药加生姜二片，大枣二枚同煎，温服。

◆ 功 效

清暑益气，祛湿健脾。

◆ 主 治

暑湿伤人，气阴两伤。症见身热心烦，自汗口渴，四肢困倦，精神减少，不思饮食，胸满气促，肢体沉重或疼痛，小便赤涩，大便溏黄，脉虚等。

◆ 使用注意

暑病夹湿，舌苔厚腻者，不宜服用本方。

升麻非正品之云南升麻：表面黑褐色，粗糙，上端圆形茎残基直径0.3～0.7cm，下端及周围有多数须根。质坚硬，难折断，断面不平坦，淡褐色。气微，味苦。

生 脉 散

出自《医学启源》

生脉麦味与人参　保肺清心治暑淫——

气少汗多兼口渴　病危脉绝急煎斟

淫：过多，过甚。这里所说的暑淫是指暑热太过而伤人。

斟：此处指往杯子里倒煎好的药汁。

方解　生脉散出自《医学启源》，方剂由人参、麦冬、五味子组成。可益气养阴，敛汗生脉，用于治疗温热、暑热耗气伤津证。

生 脉 散 方 解

君药　益肺生津

人参五分
大补肺气

臣药　清心热

麦冬五分
润肺养阴

佐药　固气津外泄

五味子七粒
敛肺止汗，益气生津

服药时间：不拘时服　服药次数：不拘次服

服药温度：温

※ 1斤≈500g　1两≈31.25g　1钱≈3.125g
1分≈0.3125g

人参	麦冬	五味子
0.33元/g	0.05元/g	0.06元/g

※ 此价格为市场价，仅供参考

◆ 组 成

麦冬、人参各五分，五味子七粒。

◆ 用 法

上述三味药水煎服。

◆ 功 效

益气生津，养阴保肺。

◆ 主 治

①暑淫耗伤气阴。症见体倦气短，口渴多汗，脉虚细等。

②久咳肺虚，气阴两伤。症见咳嗽少痰，口干舌燥，气短自汗，苔薄少津，脉虚数或虚细等。

药材真假识别

麦冬正品：呈纺锤形，两端略尖，长1.5～3cm，直径0.3～0.6cm。表面淡黄色或灰黄色，有细纵纹，质柔韧，断面黄白色，半透明，中柱细小。气微香，味甘、微苦。

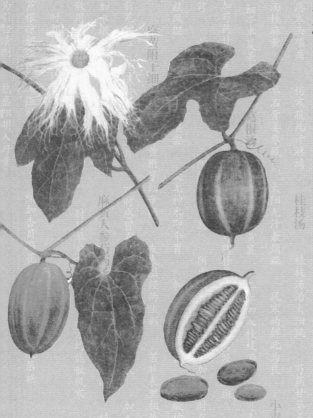

第十三章

利湿之剂

利湿之剂，即祛湿剂。以祛湿药或逐水药为主，用以治疗水湿病证的方剂。可通利小便，使湿邪路利而出。湿气，有内湿、外湿。内湿，是因过食生冷，或过饮酒酪，或素体脾虚，失其健运；外湿，则是因受气候潮湿，久居湿地，或受雨露之侵。祛湿剂多由芳香温燥或甘淡渗利之药组成，易于耗伤阴津，故素体阴虚津亏，病后体弱，以及孕妇水肿者，均应慎用。

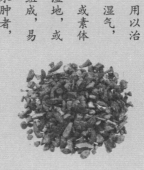

小半夏加茯苓汤

出自《金匮要略》

小半夏加茯苓汤　　行水散痞有生姜

加桂除夏治**悸厥**　　茯苓甘草汤名**彰**——彰：显著。

悸厥：悸，指心下悸动。厥，指寒厥，即手
足厥冷。皆因水饮停于心下所致。

方解 小半夏加茯苓汤出自《金匮要略》，方剂由半夏、生姜、茯苓组成。
可降逆止呕，散结除痞，用于治疗水饮停留胸膈胃脘证。症见头眩心悸，
心下痞满，呕吐，口不渴。水饮停于胸膈，清阳不能上升，致头晕；水饮
凌心，胸阳不振，致心悸；水饮留于胃脘，气机不顺，致心下痞；阴浊上
逆，致呕吐；内有水湿，致口不渴。方中诸药合用，去饮邪，除痞满，眩
晕心悸则愈。

小半夏加茯苓汤方解

君药 可和胃降逆止呕

半夏一升
行散水湿，降逆止呕

生姜半斤
暖胃祛寒，辛散水饮

臣药 使胸膈胃脘水湿从小便而去

茯苓三两
淡渗利湿

服药时间：饭后　**服药次数：**日两服

服药温度：温

※ 1斤≈500g　1两≈31.25g　1钱≈3.125g
　1分≈0.3125g

半夏	生姜	茯苓
0.12 元 /g	0.006 元 /g	0.06 元 /g

※ 此价格为市场价，仅供参考

········· **药材真假识别** ·········

茯苓正品之茯神块：本品为茯苓去净外皮切成的扁平方形块。色泽不分，每块含有松木心。厚度
0.4～0.6cm，长、宽4～5cm。木心直径不超过1.5cm。

◆ 组 成

半夏一升，茯苓三两，生姜半斤。

◆ 用 法

上述三味药用水煎，分两次温服。

◆ 功 效

行水消痞，降逆止呕。

◆ 主 治

膈间停水。症见突然呕吐，头眩心悸，心下痞满口不渴等。

◆ 现代运用

临床上常用于水饮内满引起的呕吐、心下痞满以及头眩、心下动悸。

附 方

方名	组成	用法	功用	主治
茯苓甘草汤	茯苓二两，桂枝二两，生姜三两，炙甘草一两	水煎分三次温服	温中化饮，通阳利水	水饮停心下。症见心下悸，口不渴，四肢厥逆等

舟 车 丸

出自《太平圣惠方》

舟车：舟即船，走水道；车走谷道。本方逐水之力极峻，服后能使水热壅实之邪，从二便畅行而出，如顺水之舟，下坡之车，故名舟车丸。

舟车 牵牛及大黄　遂戟芫花又木香

青皮橘皮加轻粉　燥实 阳水 却相当

阳水：水肿两大类型之一。由肺气失宣，三焦壅滞，不能通调水道，下输膀胱所致。以大便秘结，小便不利，口渴面赤，腹胀坚实，脉沉数有力等热实证为主要表现。

方解 舟车丸出自《太平圣惠方》，录自《袖珍方》，方剂由黑牵牛、大黄、甘遂、芫花、大戟、青皮、橘皮、木香、轻粉组成。可逐水行气破滞，用于治疗阳水证。水湿阻滞于脘腹，故水肿水胀；三焦不利，则小便短赤；水壅肠道，阻碍气机，故大便秘结。方中诸药合用，祛邪除水湿，如下行之车，顺势而下，故名"舟车丸"。

· 药材真假识别 ·

茯苓正品之茯神木：本品为茯苓中间生长的松木，多为弯曲不直的松根，每根周围必会带有2/3的茯苓肉。木杆直径最大一般不超过2.5cm。

舟车丸方解

君药 峻下逐水

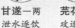

甘遂一两
泄水逐饮

芫花一两
攻逐积水

大戟一两
攻逐积水

臣药 祛水湿利二便

大黄二两
泻热导滞

黑牵牛四两
泄水利尿

佐药 分消下泄

青皮一两
理气散结

橘皮一两
理气燥湿

木香五钱
行气止痛

轻粉一钱
通窍利水

服药时间：早饭前　服药次数：日一服
服药温度：温

※ 1斤≈500g　1两≈31.25g　1钱≈3.125g
　　1分≈0.3125g

甘遂	芫花	大戟	大黄	黑牵牛	青皮	橘皮	木香	轻粉
0.05元/g	0.016元/g	0.38元/g	0.03元/g	0.008元/g	0.012元/g	0.03元/g	0.01元/g	0.33元/g

※ 此价格为市场价，仅供参考

◆ 组 成

黑牵牛（炒）四两，大黄（酒浸）二两，甘遂（面裹煨）、大戟（面裹煨）、芫花（醋炒）、青皮（炒）、橘皮各一两，木香五钱，轻粉一钱。

◆ 用 法

上述九味药共研细末，水和为丸，每次服用五分，晨起后用温开水送下，以大便下利三次为愈。若仅一两次，且不通利，次日晨时再服，用六七分，渐渐加到一钱，至大便通畅下利为正。若服后大便下利四五次，或服后因下利过度而致精神萎靡不振，可减至二三分。或隔一、二、三日服一次，到水肿水胀

减轻为止，服药期间忌食盐、酱100天。

◆ 功 效

逐水消肿。

◆ 主 治

阳水证。症见口渴气粗，水肿水胀，腹坚，大小便秘，脉沉数有力等。

◆ 现代运用

临床常用于治疗肝硬化腹水、胸腔积液等属水热内壅者，以腹胀，大小便秘涩，脉沉数有力为辨证要点。现代多用于治疗急性腹膜炎、慢性肾炎、肝硬化或血吸虫病晚期腹水，见有上述表现者。

药材真假识别

木香正品之老木香：本品呈破裂的枯骨状、柱状、块状或板片状，或略呈圆柱形。纵面破裂为枯骨状，表面棕黄或灰棕色，外表光洁，顶端凹入。质地坚硬，油性大，嚼之粘牙，香味浓郁。

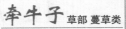

牵牛子 草部 蔓草类

泄水通便 消痰涤饮

[子]
[性味] 味苦, 性寒, 有毒。
[主治] 主下气, 疗脚满水肿, 祛风毒, 利小便。

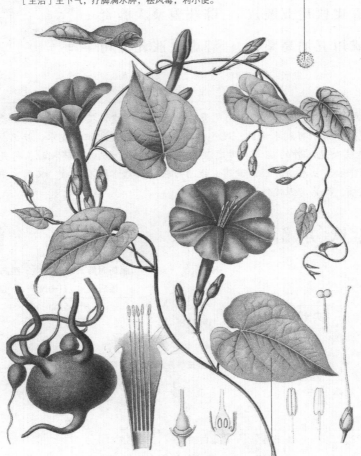

[叶]
[性味] 味苦, 性寒, 有毒。
[主治] 治腹部肿块气结, 利大小便, 除虚肿, 落胎。

木香正品之新木香: 本品呈半截圆柱形, 中部直径可至3cm。有抽沟与纵纹, 下部抽沟较深, 顶端圆。质地较松, 断面不整齐。外皮粗糙, 灰黄色至黄白色, 中层有灰色圆纹。油孔较少香味较烈而浊。

五皮饮

出自《证治准绳》

五皮饮用五般皮　　陈茯姜桑大腹**奇**

或用五加易桑白　　脾虚**肤胀**此方**司**

奇：奇数。本方由五味药组成，药味总数是单数。

司：即主管。

肤胀：是指寒湿留滞在皮肤之内而出现肿胀的病证。症可见全身浮肿，腹部膨大，按之肿有凹陷，皮厚而色泽无异常变化等。

方解 五皮饮出自《证治准绳》引澹寮方，方剂由陈皮、茯苓皮、姜皮、桑白皮、大腹皮组成。可利水消肿，理气健脾，用于治疗皮水证。皮水，病名，水气泛溢皮肤而见水肿的病证。脾虚湿盛，泛溢肌肤。方中诸药相配，行气利水，作用平和，利水消肿还能健脾，故治疗轻微脾虚水肿有奇效。又因方中五药均用皮质，故名"五皮饮"。

五皮饮方解

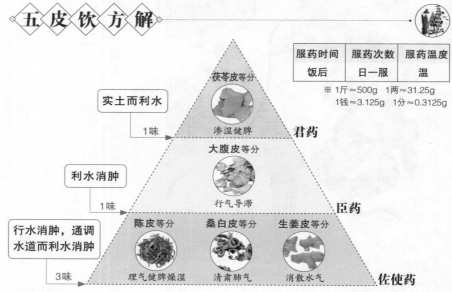

服药时间	服药次数	服药温度
饭后	日一服	温

※ 1斤≈500g　1两≈31.25g
1钱≈3.125g　1分≈0.3125g

实土而利水
1味

茯苓皮等分
渗湿健脾
君药

利水消肿
1味

大腹皮等分
行气导滞
臣药

行水消肿，通调水道而利水消肿
3味

陈皮等分　　桑白皮等分　　生姜皮等分
理气健脾燥湿　　清肃肺气　　消散水气
佐使药

· 药材真假识别 ·

桑白皮非正品之非正品柘树皮：本品多呈扭曲的筒状、槽状或板片状，外表面白色，有残留黄色或淡褐色栓皮及点状须根痕。内表面淡黄色，光滑。难折断，断面纤维性，易纵向撕裂并有粉尘飞出。气微，味淡。

茯苓皮	大腹皮	陈皮	桑白皮	生姜皮
0.06元/g	0.006元/g	0.03元/g	0.02元/g	0.006元/g

※ 此价格为市场价，仅供参考

◆ **组 成**

　　陈皮、茯苓皮、生姜皮、桑白皮、大腹皮各等分。

◆ **用 法**

　　上述五味药共研为粗末，每次服用三钱，水煎，去渣后，温服。

◆ **功 效**

　　利水消肿，理气健脾。

◆ **主 治**

　　皮水，脾虚湿盛。症见肢体沉重，周身浮肿，上气喘急，小便不利，心腹胀满，舌苔白腻，脉沉缓等。

◆ **使用注意**

　　药性平和，利水之力较逊，服用时多与其他方合用。

茵 陈 蒿 汤

出自《伤寒论》

阳黄： 黄疸两大类型之一。多因湿热内蕴交蒸，热不得外越，湿不得下泄，熏蒸肝胆，胆热液泄，溢于肌肤所致。症见一身面目俱黄，黄色鲜明如橘皮色，伴有口渴，小便不利或小便短赤（如浓茶色），舌苔黄腻，脉滑数等。

疸黄： 即黄疸，此是阳黄。

茵陈蒿汤治 疸黄 　　阴阳寒热细推详

阳黄 大黄栀子入 　　阴黄 附子与干姜

阴黄： 多因寒湿内郁所致。症见皮肤黄色晦暗，伴有神疲身倦，手足不温，胃呆腹胀，大便不实，舌苔白滑或腻，脉沉细迟等。是黄疸两大类型之一。

方解 茵陈蒿汤出自张仲景的《伤寒论》，方剂由茵陈蒿、大黄、栀子组成。可清热、利湿、退黄，用于治疗湿热黄疸。湿热黄疸又称阳黄，由湿热壅滞中焦，土壅木郁，肝胆疏泄不调，湿不得下泄，湿热郁蒸于肌肤而发。方中诸药合用，温里散寒，利湿退黄。

- **药材真假识别** - - - - - -

桑白皮非正品之构树皮：本品多呈扭曲片状，两边向内卷。外表面淡黄白色或灰白色，粗糙，内表面灰白色，有细纵皱纹及侧根痕穿孔。难折断，断面略带纤维性，纵向撕裂时常易中途拉断，有粉尘飞出。

茵陈蒿汤方解

 君药 清利脾胃湿热退黄　 **臣药** 通利三焦，祛湿热　 **佐使药** 通利大便除湿热

茵陈蒿六两
清热利湿

栀子十四枚
清热泻火

大黄二两
泻热逐瘀

服药时间：饭后　服药次数：一煎分三次服
服药温度：温

※ 1斤≈500g　1两≈31.25g　1钱≈3.125g
1分≈0.3125g

茵陈蒿	栀子	大黄
0.004元/g	0.03元/g	0.03元/g

※ 此价格为市场价，仅供参考

◆ 组 成

茵陈蒿六两，栀子十四枚，大黄二两。

◆ 用 法

水煎，分三次服。

◆ 功 效

清热，利湿，退黄。

◆ 主 治

湿热黄疸（阳黄）。症见一身面目俱黄，黄色鲜明如橘皮色，口中渴，腹微满，小便不利，舌苔黄腻，脉沉数等。

◆ 使用注意

寒湿黄疸，不宜服用本方，孕妇慎用。

栝 楼 草部 隰草类
补虚安中

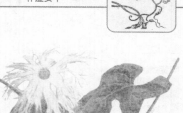

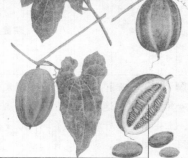

果实
[性味] 味苦，性寒，无毒。
[主治] 治胸痹，能使人皮肤悦泽。

药材真假识别

猪苓正品：本品呈条形、类圆形或扁块状，有的有分枝，表面黑色、灰黑色或棕黑色，皱缩或有瘤状突起。体轻，质硬，断面类白色或黄白色，略呈颗粒状。气微，味淡。

肾着汤

出自《金匮要略》

肾着: 指肾着病。本方主治肾着病，故方名为"肾着汤"。肾着病是肾为寒湿之邪所伤，以腰重冷痛为主要见症。

肾着汤内用干姜 茯苓甘草白术襄

伤湿身痛与腰冷 亦名甘姜苓术汤

黄芪防己除姜茯 术甘姜枣共煎尝

此治风水与诸湿 身重汗出服之良

风水: 水肿病的一种。多由表虚不固，外受风邪侵袭，肺气失于宣降，不能通调水道，水湿停滞体内，郁于肌腠所致。症见发病急骤，发热恶风，面目四肢浮肿，身重，小便不利，苔白脉浮等。

方解 肾着汤出自《金匮要略》，又名"甘姜苓术汤"，方剂由干姜、茯苓、甘草、白术组成。可温脾胜湿，用于治疗肾着病。寒湿之邪侵入人体，痹阻腰部致寒湿着肾，故称之为"肾着"。

寒可收引，腰部受邪，日久血气阻滞，不通则痛。方中诸药相配，健脾祛湿，温中散寒，又因本方主治"肾着"，故名"肾着汤"。

肾着汤方解

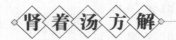

君药 除湿通痹

干姜四两
温中散寒

臣药 渗水利湿

茯苓四两
渗湿健脾

佐使药 燥湿和胃，和中健脾

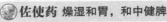

白术二两
益气健脾

甘草二两
调和诸药

服药时间：饭后　服药次数：一煎分三服

服药温度：温

※ 1斤≈500g　1两≈31.25g　1钱≈3.125g
1分≈0.3125g

干姜	茯苓	白术	甘草
0.014元/g	0.06元/g	0.16元/g	0.11元/g

※ 此价格为市场价，仅供参考

● **药材真假识别** ●

泽泻正品: 表面黄白色或淡黄棕色，有不规则的横向环状浅沟纹及多数细小突起须根痕，底部有的有瘤状芽痕。质坚实，断面黄白色，粉性，有多数细孔。气微，味微苦。

163

◆ **组 成**

甘草、白术各二两，干姜、茯苓各四两。

◆ **用 法**

上述四味药，用水煎服，分三次，温服。

◆ **功 效**

温脾祛湿。

◆ **主 治**

肾着病。症见身体重痛，腰重如负重物，腰下冷痛，口不渴，饮食如故，小便自利，舌淡苔白，脉沉迟或沉缓等。

◆ **现代运用**

临床常用于治疗风湿性关节炎、腰肌劳损、类风湿关节炎、血栓闭塞性脉管炎、坐骨神经痛、椎管狭窄等属于寒湿痹阻经络、肌肉、关节等多种疾病，以腰痛，身重，舌苔白，脉沉缓或沉迟为辨证要点。

五苓散

出自《伤寒论》

太阳腑：膀胱为太阳之腑。此指膀胱蓄水证。乃因邪入膀胱，气化不行，小便不利，致水蓄膀胱。

五苓散治 太阳腑 　白术泽泻猪茯苓

膀胱化气添 官桂 　利便消暑烦渴清

除桂名为四苓散 　无寒但渴服之灵

猪苓汤除桂与术 　加入阿胶滑石停

此为和湿兼泻热 　 疸黄 便闭渴呕宁

官桂：指肉桂。但《伤寒论》原文中所用为桂枝。

疸黄：指湿热蕴结的黄疸。

方解 五苓散出自《伤寒论》，方剂由猪苓、茯苓、白术、泽泻、桂枝组成。可利水渗湿，温阳化气，用于治疗太阳蓄水证。太阳表邪未解，内传太阳膀胱腑，致膀胱气化不利，水蓄下焦，而成太阳经腑同病。方中诸药相配，表里同治，邪正兼顾，使气化水行，因本方由五味药组成，可"令"水行，故名"五苓散"。

药材真假识别

商陆正品：本品为横切或纵切的不规则块片，厚薄不等。切面浅黄色或黄白色，木部隆起，形成数个突起的同心性环纹。质坚硬，不易折断。气微，味稍甜，久嚼麻舌。

五苓散方解

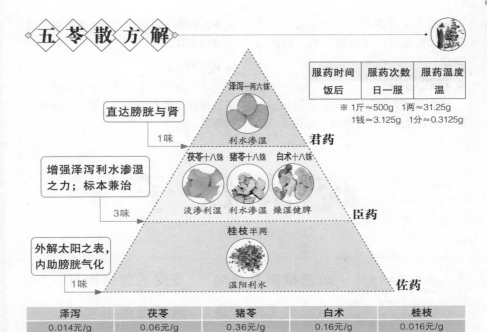

服药时间	服药次数	服药温度
饭后	日一服	温

※ 1斤≈500g　1两≈31.25g
1钱≈3.125g　1分≈0.3125g

直达膀胱与肾 ── 1味 →　泽泻一两六铢　利水渗湿　君药

增强泽泻利水渗湿之力；标本兼治 ── 3味 →　茯苓十八铢　猪苓十八铢　白术十八铢　淡渗利湿　利水渗湿　燥湿健脾　臣药

外解太阳之表，内助膀胱气化 ── 1味 →　桂枝半两　温阳利水　佐药

泽泻	茯苓	猪苓	白术	桂枝
0.014元/g	0.06元/g	0.36元/g	0.16元/g	0.016元/g

※ 此价格为市场价，仅供参考

◇ 组 成

白术十八铢，泽泻一两六铢，猪苓十八铢，茯苓十八铢，桂枝（也可用官桂）半两。

◇ 用 法

上述五味药共研细末，每次用米汤调服二钱，日三次。

◇ 功 效

利水渗湿，温阳化气。

◇ 主 治

①蓄水证。症见小便不利，头痛发热，烦渴欲饮，或水入口即吐，脉浮，舌苔白。

②水湿内滞。症见水肿，泄泻，小便不利，霍乱吐泻，暑热烦渴，身重等。

③痰饮。症见脐下动悸，吐涎沫而头眩，或短气而咳喘等。

◇ 临证加减

表证明显，可与越婢汤共用；里热甚去桂枝，加知母以清热；水肿重，合五皮散以增利水消肿之效；气虚加人参（《医方集解》春泽汤）以益气健脾；大便稀溏，小便赤少者，

商陆非正品之野牡丹：本品多为不规则片状，多卷折。长3～5cm，宽1.5～2cm。表面黄褐色。断面外皮与中心色泽不同，纹理不规则。质脆，体轻。味淡。

去桂枝（《丹溪心法》四苓散）；黄疸，加茵陈蒿（《金匮要略》茵陈五苓散）以退黄利湿。

◇ **现代运用**

主要用于肾小球肾炎、肝硬化所引起的水肿及肠炎、尿潴留、脑积水、泌尿系统感染、传染性肝炎、青光眼等属水湿内盛者。

◇ **使用注意**

本方渗利之效明显，不宜久服；体弱及脾肾气衰者应慎用，或与补养剂共同服用。

疏凿饮子

出自《济生方》

疏凿：指本方能上下内外分消，其势犹如夏禹疏江凿河，使壅盛于表里之水湿迅速分消，故名疏凿饮子。	**疏凿**槟榔及商陆　　苓皮大腹同椒目 赤豆艽羌泻木通　　煎益姜皮阳水服

方解 疏凿饮子出自《济生方》，方剂由槟榔、商陆、茯苓皮、大腹皮、椒目、赤小豆、秦艽、羌活、泽泻、木通组成。用时与生姜皮同煎，可泻下逐水，疏风祛湿，用于治疗水湿壅盛之阳水实证。水湿内结外溢，故周身水肿；水饮壅盛于内，运化失司，故二便不通。水湿内聚，津液不布，故口渴。方中诸药合用，解表祛湿消水肿。又因消水时犹如疏凿江河，故名"疏凿饮子"。

疏凿饮子方解

君药 泄水散结	臣药 使在表之水从肌肤而解；使在里之水从小便去

商陆等分
泻下逐水

茯苓皮等分
利水消肿

泽泻等分
利水渗湿

木通等分
清火利便

椒目等分
治水肿胀满

赤小豆等分
利水去湿

药材真假识别

秦艽正品之粗茎秦艽：本品呈类圆柱形，多不分枝，稍粗大。表面黄棕色或暗棕色，有纵向扭转皱纹。质硬脆，易折断，断面皮部黄白色或棕色，木心黄白色。气特异，味苦涩。

🔵 **佐药** 行气导水，气行湿化则胀满消

羌活等分	秦艽等分	生姜皮等分	大腹皮等分	槟榔等分
解表祛风	祛风湿	发散疏风	行气利湿	利水消肿

服药时间：不拘时服　服药次数：日一服

服药温度：温

※ 1斤≈500g　1两≈31.25g　1钱≈3.125g
1分≈0.3125g

商陆	茯苓皮	泽泻	木通	椒目	赤小豆
0.008元	0.01元/g	0.014元/g	0.01元/g	0.016元/g	0.02元/g
生姜皮	羌活	秦艽	大腹皮	槟榔	
0.006元/g	0.09元/g	0.08元/g	0.006元/g	0.015元/g	

※ 此价格为市场价，仅供参考

◇ 组成

槟榔、商陆、茯苓皮、大腹皮、椒目、赤小豆、秦艽、羌活、泽泻、木通各等分。

◇ 用法

上述十味药共研细末，每次服用四钱，加生姜皮后与水同煎，去渣后温服。

◇ 功效

疏风祛湿，行水消肿。

◇ 主治

阳水证（水热壅盛）。症见周身水肿，大小便不利，口渴，胸腹胀满，脉沉数等。

◇ 现代运用

临床常用于治疗颅内压增高、急性肾炎水肿等属水湿壅盛、表里俱实者，以周身水肿，口渴，大小便不利，气喘，脉沉实为辨证要点。

椒目 果部 味果类

祛风湿 清湿热 止痹痛

叶
[性味] 味辛，性温，有毒。
[主治] 温中，去寒痹。

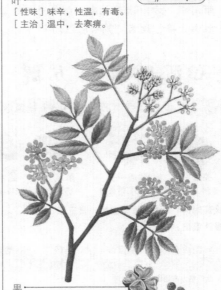

果
[性味] 味辛，性温，有毒。
[主治] 祛风邪气，去寒痹。

药材真假识别

秦艽非正品之黑大艽：本品呈类圆柱形或圆锥形，根头部短而单一，其下部分离成细根并绞合成麻花状。表面棕黄色至黑褐色，有纵沟纹或裂隙。外皮易脱落。质松脆，易折断，断面黄褐色。气微，味苦。

羌活胜湿汤

出自《内外伤辨惑论》

> 羌活胜湿羌独芎　　甘蔓藁本与防风
>
> 湿气在表头腰重　　发汗升阳有异功
>
> 风能胜湿升能降　　不与行水渗湿同
>
> 若除独活芎蔓草　　除湿升麻苍术充

方解 羌活胜湿汤出自《内外伤辨惑论》，方剂由羌活、独活、川芎、甘草、藁本、防风、蔓荆子组成。可祛风胜湿，用于治疗风湿在表。风湿之邪外侵肌表，清阳不升，营卫难和，故发热、恶寒、头身痛；湿性重浊，则头痛，颈肩痛。方中诸药相配，解表升阳，浊阴自降。又因方剂以羌活为主药，可胜湿止痛，故名"羌活胜湿汤"。

羌活胜湿汤方解

君药 发散风寒湿邪	臣药 祛风散寒	佐使药 祛风止痛

羌活一钱 善祛上部风湿	独活一钱 善行下部风湿	防风五分 解表祛风	藁本五分 祛湿止痛	川芎五分 活血通络	蔓荆子三分 祛风除湿止痛	甘草五分 舒缓药性

服药时间：饭前　服药次数：日三服
服药温度：温

※ 1斤≈500g　1两≈31.25g　1钱≈3.125g
　 1分≈0.3125g

羌活	独活	防风	藁本	川芎	蔓荆子	甘草
0.09元/g	0.012元/g	0.08元/g	0.025元/g	0.02元/g	0.01元/g	0.11元/g

※ 此价格为市场价，仅供参考

• **药材真假识别** •

石首蒲正品：本品根茎较粗大，少有分枝。表面白色至棕红色。上侧有较大的类三角形叶痕，下侧有凹陷的圆点状根痕。质硬，折断面海绵样，类白色或淡棕色。气较浓烈而特异，味辛。

◆ 组 成

羌活、独活各一钱，川芎、甘草、藁本、防风各五分，蔓荆子三分。

◆ 用 法

上述七味药水煎服。

◆ 功 效

祛风胜湿。

◆ 主 治

湿气在表。症见头痛头重，腰脊重痛，或周身疼痛，轻微寒热，苔白脉浮等。

◆ 临证加减

寒湿偏重，加川乌、附子等温经逐湿之品；湿热夹杂，或因邪生热，关节热痛，加苍术、黄柏、薏苡仁等以清热祛湿。

◆ 现代运用

主要用于风湿性关节炎、感冒等属风湿在表之头身疼痛者。

◆ 使用注意

服药后应避风寒，取微汗为度，素体阴虚者应慎用。

二 妙 丸

出自《丹溪心法》

二妙丸中苍柏煎　　若云三妙膝须添

痿痹足疾堪多服　　湿热全除病自痊

痿痹：即指痿证、痹证。痿证，又称"痿躄"，是肢体痿弱废用的一类病证。临床表现以四肢软弱无力为主，尤以下肢痿软，足不能行较多见。痹，痹阻不通之意。此痹证是指湿热邪气闭阻肢体、经络而引起足膝红肿热痛，屈伸不利等病证。

方解 二妙丸出自朱震亨的《丹溪心法》，方剂由黄柏、苍术组成。二妙丸是中医用于燥湿清热的基础名方，广泛应用于湿热下注引起的炎症、红肿、渗出等证。方中黄柏与苍术相配，共奏清热燥湿之功，使湿去热清，诸证自除。由于二妙丸组方简单，无毒副作用，长期服用，非常安全，因此是燥湿清热的首选药物。

········· **药材真假识别** ·········

石菖蒲非正品之水菖蒲：本品呈扁圆柱形，多弯曲。表面棕褐色或灰棕色，粗糙，具细纵纹、残留须根或圆点状根痕，叶痕三角形，左右交互排列。质硬，断面纤维性。气芳香，味苦微辛。

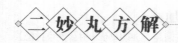 二妙丸方解

 君药 善祛下焦湿热

黄柏等分
清热燥湿

服药时间：饭后　服药次数：日一服
服药温度：温

 臣药 善能燥湿健脾

苍术等分
散风除湿

※ 1斤≈500g　1两≈31.25g　1钱≈3.125g
　　1分≈0.3125g

黄柏	苍术
0.02元/g	0.05元/g

※ 此价格为市场价，仅供参考

◆ **组成**

　　黄柏、苍术各等分。

◆ **用法**

　　上述两味药同炒，共研细末，以姜汁泛丸，每次服三钱。亦可作散剂，或作汤剂水煎服，服药剂量视病情酌定。

◆ **功效**

　　清热燥湿。

◆ **主治**

　　湿热气盛或湿热下注。症见周身骨酸，股膝无力，足踝痿弱（下肢痿软无力）；或足膝红肿作痛，或湿热带下，或下部湿疮，小便短涩，舌苔黄腻等。

◆ **使用注意**

　　服药期间忌烟酒、辛辣、油腻及腥发食物。有高血压、心脏病、糖尿病、肝病、肾病等慢性病严重者应在医师指导下服用。儿童、孕妇、哺乳期妇女、年老体弱者也应在医师指导下服用。服药期间，如局部皮疹需要使用外用药时，应向专科医师咨询。如停药并瘙痒重者，应去医院就诊。

附方

方名	组成	用法	功用	主治
三妙丸	黄柏四两、苍术六两、川牛膝二两	三药为末，面糊为丸，如梧桐子大，每次服五七十丸，空腹服，姜、盐汤送下	清热燥湿	湿热下注所致痿、痹等证。症见下肢痿软无力，双足酸麻。或如火烙之热

药材真假识别

木瓜非正品之西藏木瓜：本品呈椭圆形，多加工成不规则的片块状。表面紫红色或红棕色，有纵皱纹，略呈蜡样光泽。横断面果肉较厚，棕黄色或红棕色，种子可数，一端钝圆。气微，味酸。

实 脾 饮

出自《重订严氏济生方》

实脾苓术与木瓜　　甘草木香大腹加

草蔻：原书所用 ——| 草蔻 |附姜兼厚朴　　虚寒| 阴水 |效堪夸
为草果仁。

阴水：凡因脾肾阳虚，不能化水运湿而致的水肿，称为阴水。临床表现多见下肢先肿，按之凹陷，肢冷神疲，口不渴，大便溏泻，舌苔白或白腻，脉沉迟等。阴水属虚、属寒、属里。

方解 实脾饮出自《重订严氏济生方》，方剂由茯苓、白术、木瓜、甘草、木香、大腹皮、草豆蔻、附子、干姜、厚朴组成。用时与生姜、大枣同煎，可温阳健脾，行气利水，常用于治疗阴水证。脾主运化水湿，脾肾阳虚，则肢体浮肿、手足不温、胸腹胀满、大便溏薄。方中诸药相配，温补脾阳，兼以脾肾同治，行气利水。

实脾饮方解

君药 温阳化气行水　　**臣药 除湿健脾**　　**佐使药 益脾和中，温散水气**

附子一两 补火助阳　干姜一两 暖胃驱寒　茯苓一两 健脾渗湿　白术一两 健脾燥湿　木瓜一两 祛湿醒脾和中　厚朴一两 行气散满　木香一两 行气除满

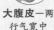

大腹皮一两 行气宽中　草豆蔻一两 治湿郁伏邪　甘草五钱 调和诸药　生姜一两 发汗解表　大枣一枚 健脾养胃

服药时间：不拘时服 服药次数：日一服
服药温度：温

※ 1斤≈500g　1两≈31.25g　1钱≈3.125g
1分≈0.3125g

木瓜非正品之小木瓜：本品呈圆形或梨形。表面红棕色或灰褐色，饱满或稍带皱缩；剖开面果肉较薄，厚约0.5cm，果肉较松软。种子密集，每室25～30粒，红棕色，扁平三角形。气特殊，味极酸。

附子	干姜	茯苓	白术	木瓜	厚朴
0.025元/g	0.014元/g	0.06元/g	0.16元/g	0.01元/g	0.014元/g
木香	大腹皮	草豆蔻	甘草	生姜	大枣
0.01元/g	0.006元/g	0.04元/g	0.11元/g	0.006元/g	0.19元/g

※ 此价格为市场价，仅供参考

◆ 组 成

茯苓、白术、木瓜、木香、大腹皮、草豆蔻、附子、炮干姜、厚朴各一两，甘草五钱。

◆ 用 法

上述十味药共研粗末，每次服用四钱，与生姜五片、大枣一枚共煎后服用。

◆ 功 效

温阳益脾，行气利水。

◆ 主 治

阳虚水肿。症见腰下肿甚，手足不温，口不渴，胸腹胀满，大便溏稀，舌苔厚腻，脉沉迟等。

◆ 现代运用

临床常用于心源性水肿、慢性肾小球肾炎、肝硬化腹水等阴水证者，以身半以下肿甚，胸腹胀满，舌苔厚腻，脉沉迟为辨证要点。现代药理研究表明，本方还可促进胃肠蠕动、促进血液循环、利尿。

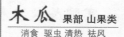

木瓜 果部 山果类
消食 驱虫 清热 祛风

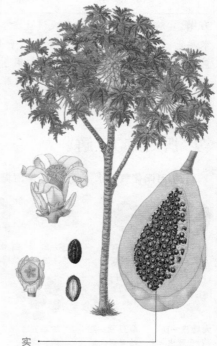

实

[性味] 味酸，性温，无毒。
[主治] 治湿痹邪气，霍乱大吐下，转筋不止。

药材真假识别

黄柏正品：本品呈不规则片状，略卷曲，大小不一，皮较薄。外表面及内表面均呈黄棕色，光滑。气微，味苦。

中满分消汤

出自《兰室秘藏》

> 中满分消汤朴乌　　归芪麻夏荜升胡
>
> 香姜草果参芪泽　　连柏苓青益智需
>
> 丸用芩连砂朴实　　夏陈知泽草姜俱
>
> 二苓参术姜黄合　　丸热汤寒治各殊

方解 中满分消汤出自李杲的《兰室秘藏》，方剂由川乌、当归、麻黄、荜澄茄、柴胡、生姜、干姜、人参、泽泻、黄连、青皮、吴茱萸、厚朴、草豆蔻、黄芪、黄柏、升麻、木香、半夏、茯苓、益智仁组成。可散寒利湿，消胀除满，祛寒燥湿，扶正理气，宽中化热。脾肾虚寒，湿浊内郁，气机阻滞、血行不畅及湿郁化热。方中诸药相配，散寒，补虚，顺气，消湿，中满寒胀自除。

中满分消汤方解

君药 助脾运化水湿

臣药 温中止呕，使湿浊从小便而去

干姜二分	吴茱萸五分	草豆蔻五分	荜澄茄二分	川乌二分	益智仁三分	茯苓三分
温中散寒	散寒燥湿	散寒燥湿	暖脾胃温膀胱	散寒祛湿	温暖脾肾散寒	渗湿利水

佐药 理气燥湿，消痞除满

泽泻二分	青皮二分	厚朴五分	人参二分	黄芪五分	升麻三分	柴胡二分
渗利湿浊	破气散结	行气除满	益气健脾	补气健脾	升举阳气	升清降浊

- **药材真假识别** - - - - -

黄柏非正品之小檗皮：本品呈板片状。外表面黄绿色或淡棕黄色，较平坦，有不规则的纵裂纹，皮孔痕小而少见，内表面黄色或黄棕色。体轻，质较硬，断面鲜黄色或黄绿色。

| 麻黄二分 | 半夏三分 | 当归二分 | 生姜二分 | 黄连二分 | 黄柏五分 | 木香三分 |
| 寒湿汗除 | 燥湿化痰 | 和血补血 | 温胃散寒 | 清热燥湿 | 清热燥湿 | 行气止痛 |

服药时间：饭前　服药次数：日三服
服药温度：温

※ 1斤≈500g　1两≈31.25g　1钱≈3.125g
　 1分≈0.3125g

干姜	吴茱萸	草豆蔻	荜澄茄	益智仁	茯苓	川乌
0.014元/g	0.037元/g	0.029元/g	0.017元/g	0.06元/g	0.06元/g	0.025元/g
青皮	厚朴	泽泻	人参	黄芪	升麻	柴胡
0.012元/g	0.014元/g	0.014元/g	0.33元/g	0.08元/g	0.022元/g	0.08元/g
麻黄	半夏	当归	生姜	黄连	黄柏	木香
0.02元/g	0.12元/g	0.05元/g	0.006元/g	0.15元/g	0.02元/g	0.01元/g

※ 此价格为市场价，仅供参考

◆ 组 成

　　川乌、当归、麻黄、荜澄茄、柴胡、生姜、干姜、人参、泽泻、黄连、青皮各二分，吴茱萸、厚朴、草豆蔻、黄芪、黄柏各五分，升麻、木香、半夏、茯苓、益智仁各三分。

◆ 用 法

　　上述二十一味药水煎，食前热服。

◆ 功 效

　　散寒利湿，消胀除满。

◆ 主 治

　　脾肾虚寒，清浊不分。症见中满寒胀，大小便不利，腹寒，四肢厥逆，心下痞，食入反出，以及寒疝、奔豚等证。

◆ 使用注意

　　忌酒、生冷及油腻等物。

药材真假识别 ▸

川乌正品：本品根茎呈不规则圆锥形，稍弯曲。顶端常有残茎，中部多向一侧膨大。表面棕褐色或灰棕色，皱缩，有小瘤状侧根及子根脱离后的痕迹。质坚实，断面可见多角形环纹。

第十四章

润 燥 之 剂

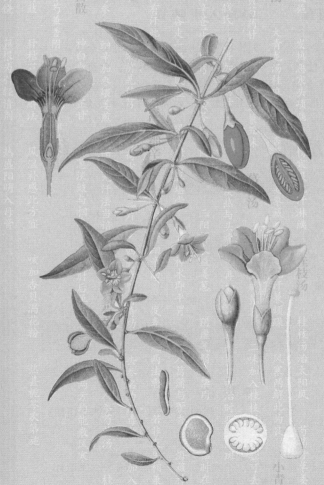

润燥之剂，就是以滋润药治疗燥证的方剂。燥证分为内燥、外燥，内燥是内脏亏损，外燥是外感燥气致病。治法可分为温润和清润两法，又可分为轻宣润燥，甘寒滋润，滑肠润燥，养血润燥，养阴润燥和苦温平燥等法。临床上多内外相兼，上下互见，治宜随证而施。

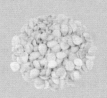

韭汁牛乳饮

出自《丹溪心法》

反胃：病名。亦称胃反、翻胃。症见食下即痛，不久吐出，或见朝食暮吐，暮食朝吐，或一二时而吐等。

韭汁牛乳反胃滋　养营散瘀润肠奇

营：指营血。

五汁安中姜梨藕　三般加入用随宜

方解 韭汁牛乳饮出自《丹溪心法》，方剂由牛乳、韭汁组成。可养血散瘀，行气润肠，用于治疗反胃、噎嗝。胃脘有瘀血阻滞，久而不去，新血不生，瘀而生热，胃肠干燥致反胃噎嗝，日久则肠干。方中二药合用，去瘀血，通胃下食。又因方剂以牛乳、韭汁为主药，且为饮剂，故名"韭汁牛乳饮"。

韭汁牛乳饮方解

君药 生津润肠

牛乳等分
补益肺胃

服药时间：饭后　服药次数：日一服
服药温度：温

臣药 散瘀解毒

韭汁等分
温中行气

※ 1斤≈500g　1两≈31.25g　1钱≈3.125g
1分≈0.3125g

牛乳	韭汁
0.006 元 /g	0.005 元 /g

※ 此价格为市场价，仅供参考

◆ 组 成

韭汁、牛乳各等分。

◆ 用 法

上述两汁相合，小口频饮不作数。

药材真假识别

生地黄正品：多呈不规则的团块状或长圆形，中间膨大，两端稍细。表面棕黑色或棕灰色，极皱缩，具不规则的横曲纹。体重，质较软而韧，不易折断，断面棕黑色或乌黑色，有光泽，具黏性。气微，味微甜。

有痰阻者，加入姜汁。

◇ **功 效**

滋燥养血，散瘀润肠。

◇ **主 治**

胃脘有瘀血，干燥枯槁。症见食下胃脘疼痛，反胃便秘等。

滋燥养营汤

出自《证治准绳》

滋燥养营：本方有滋阴润燥养营血之功，故名之。

肤燥：皮肤干燥。

滋燥养营 两地黄　　芩甘归芍及艽防

爪枯 肤燥 兼风秘　　火燥金伤血液亡

爪枯：爪甲干枯。

风秘：病证名。由于风搏于肺脏，传于大肠，而致大肠津液干燥，大便燥结，排便艰难，称"风秘证"。

方解 滋燥养营汤出自《证治准绳》，方剂由当归、生地、熟地、炒白芍、酒炒黄芩、秦艽、防风、甘草组成，有润燥养血之功，用于治疗血虚风燥证。风热伤肺，肺热津伤，阴血不足，筋爪肌肤失养，则筋脉拘挛，皮肤瘙痒，大便不通。方中诸药相配，滋阴润燥养血，清热散风，故名"滋燥养营汤"。

滋 燥 养 营 汤 方 解

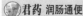 **君药** 润肠通便　　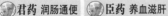 **臣药** 养血滋肝　　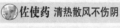 **佐使药** 清热散风不伤阴

当归一钱	生地一钱	熟地一钱	炒白芍一钱	酒炒黄芩一钱	秦艽一钱	防风五分	甘草五分
补血和血	凉血补血	滋阴养血	兼泻肝热	清肺热	祛风湿，通络舒筋	散风解表	泻热调药

服药时间： 饭后　**服药次数：** 日一服

服药温度： 温

※ 1斤≈500g　1两≈31.25g　1钱≈3.125g
1分≈0.3125g

熟地黄正品： 性状与生地黄类似，但表面及内部均为乌黑色，有光泽，黏性大，质柔软。味微甜。

当归	生地	熟地	炒白芍	酒炒黄芩	秦艽	防风	甘草
0.05元/g	0.09元/g	0.1元/g	0.07元/g	0.017元/g	0.08元/g	0.08元/g	0.11元/g

※ 此价格为市场价，仅供参考

◆ 组 成

　　生地、熟地、酒炒黄芩、当归、炒白芍、秦艽各一钱，甘草、防风各五分。

◆ 用 法

　　上述八味药水煎服。

◆ 功 效

　　润燥补血。

◆ 主 治

　　火灼肺金，血虚外燥。症见皮肤干燥褶纹明显，爪甲枯槁，筋脉拘挛，皮肤瘙痒，大便燥结等。

炙 甘 草 汤

出自《伤寒论》

炙甘草汤参姜桂　　麦冬生地大麻仁

大枣阿胶加酒服　　虚劳 肺痿 效如神

肺痿：指因虚损劳伤而致阴虚肺伤，肺叶枯萎的慢性虚弱疾患。临床表现为咳唾涎沫，形瘦气短，口干舌燥，脉虚数等。

方解 炙甘草汤出自《伤寒论》，方剂由甘草、人参、生姜、桂枝、阿胶、生地黄、麦冬、麻仁、大枣组成。用时加入清酒，可益气养血，通阳复脉，用于治疗，心动悸脉结代及虚劳肺痿。

　　心主血脉，若气血充足，心血充沛，则搏动有力，脉象平和；若心血不足，则脉结代；阴血不足，心失所养则心悸，阴虚津亏则舌光少苔。方中诸药相配，流通气血，通利脉道，共奏滋阴养血，益气温阳复脉之功效。

药材真假识别

火麻仁正品：本品呈卵圆形。表面灰绿色或灰黄色，有微细的白色或棕色网痕。果皮薄而脆，易破碎。种皮暗绿色，常黏附于内果皮上，胚弯曲，乳白色，富油性。气微，味淡。

炙甘草汤方解

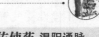

君药 化生气血

炙甘草四两
益气健脾

臣药 滋心阴，养心血，充血脉

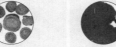

生地黄一斤
养血补心

人参二两
健脾益气养心

大枣三十枚
补脾益气

佐使药 温阳通脉

阿胶二两
补血滋阴

麦冬半升
养阴润肺

麻仁半升
养血益阴

桂枝三两
通行血脉

生姜三两
温阳通脉

清酒三分
温通血脉

服药时间：饭后　服药次数：日三服
服药温度：温

※ 1斤≈500g　1两≈31.25g　1钱≈3.125g
1分≈0.3125g

炙甘草	生地黄	人参	大枣	阿胶
0.11元/g	0.09元/g	0.33元/g	0.02元/g	0.13元/g
麦冬	麻仁	桂枝	生姜	清酒
0.05元/g	0.008元/g	0.03元/g	0.006元/g	0.01元/g

※ 此价格为市场价，仅供参考

◆ 组 成

炙甘草四两，人参、阿胶各二两，生姜、桂枝各三两，麦冬、麻仁各半升，生地黄一斤，大枣三十枚。

◆ 用 法

用清酒和水先煎煮八味药（留下阿胶），去渣取汁，内放阿胶，待胶体烊化后，分三次温服。

◆ 功 效

滋阴养血，益气暖阳。

◆ 主 治

①阴血不足，阳气虚弱。症见脉结代，虚羸少气，心悸，舌光少苔，或质干而瘦小者。

②虚劳肺痿。症见咳唾涎沫，虚烦失眠，形瘦短气，自汗或盗汗，咽干口干，大便燥实，脉虚数等。

◆ 临证加减

阴虚较甚，舌光且萎，将生地黄易为熟地黄；心悸怔忡较甚，加柏子仁、酸枣仁、龙齿、磁石；阴伤肺燥较甚，酌减生姜、桂枝、酒用量，以防温药耗阴劫液之弊。

◆ 现代运用

主要用于治疗功能性心律不齐、病毒性心肌炎、甲状腺功能亢进、冠

麦冬非正品大麦冬：本品通常较大，呈圆柱形，略弯曲，两端钝圆，有中柱露出。表面土黄色至暗黄色，不透明，有多数纵沟纹及皱纹。质脆，易折断，断面平坦，黄白色，角质样。

心病等属阴血不足，心气虚弱症，以及老年慢性支气管炎、肺结核等属气阴两虚者。

◆ **使用注意**

本方有复脉定悸之功效，方中炙甘草宜重用。阴虚内热者慎用本方；中虚湿阻，便溏胸痞者亦不宜服用本方。

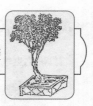

黄杨木 果部灌木类

理气 止痛

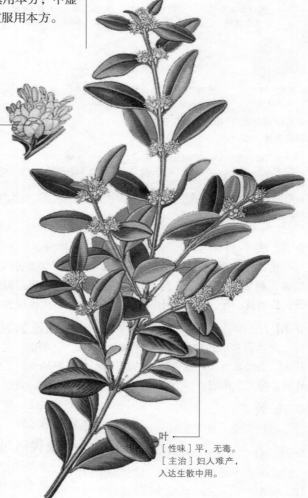

一花
[性味]苦，无毒。
[主治]主暑月生疖，捣烂涂即可。

叶
[性味]平，无毒。
[主治]妇人难产，入达生散中用。

-------- **药材真假识别** --------

天冬正品：本品呈长纺锤形，略弯曲。表面黄白色至淡黄棕色，半透明，光滑或具深浅不等的纵皱纹。质硬成柔韧，有黏性，断面黄白色，角质样，皮部厚，中柱明显。气微，味甜，微苦。

润肠丸

出自《脾胃论》

润肠: 本方有润肠疏风，活血通便之功，故名润肠丸。

润肠丸用归尾羌　桃仁麻仁及大黄
或加芄防皂角子　**风秘血秘**善通肠

血秘: 即由亡血血虚，津液不足而致大便秘结。

风秘: 见滋燥养营汤。

方解 润肠丸出自《脾胃论》，方剂由当归、羌活、大黄、桃仁、火麻仁组成。可润肠通便，活血祛风，用于治疗风秘、血秘。风邪外袭于肺，肺与大肠相表里，邪传至大肠，故大便干燥；风热留滞，血行不畅，血虚多滞，也易生瘀。方中诸药相配，活血祛风，润肠通便，故名"润肠丸"。

润肠丸方解

| 君药 润肠通便，活血化瘀 | | 臣药 疏风泻火 | | 佐使药 润肠通便 |

| 当归五钱 | 桃仁一两 | 羌活五钱 | 大黄五钱 | 火麻仁一两 |
| 养血活血 | 润肠通便 | 祛风散邪 | 泻热逐瘀 | 润肠通便，润燥补虚 |

服药时间：饭后　服药次数：不拘次服
服药温度：温

※ 1斤≈500g　1两≈31.25g　1钱≈3.125g
1分≈0.3125g

当归	桃仁	羌活	大黄	火麻仁
0.05元/g	0.09元/g	0.09元/g	0.03元/g	0.008元/g

※ 此价格为市场价，仅供参考

◆ 组 成

当归、羌活、大黄各五钱，桃仁、火麻仁各一两。

◆ 用 法

上述五味药捣研极细末，与白蜜炼和做成丸药，如梧桐子大，每次服三十

- **药材真假识别** - - - - - - - - -

天冬非正品之羊齿天门冬：本品呈纺锤形。根较瘦小。表面黄棕色，残存外皮棕褐色。质硬脆，易折断，断面类白色，有的呈空壳状。气微。

或五十丸，白开水送下。

◆ **功效**

　　润肠通便，疏风活血。

◆ **主治**

　　风秘、血秘。症见大便燥结，不欲饮食等，以及脾胃伏火所致便秘。

活血润燥生津饮

出自《医方集解》

| 活血润燥生津饮 | 二冬熟地兼栝楼 |
| 桃仁红花及归芍 | 利秘通幽善泽枯 |

通幽：幽，即指幽门，是胃之下口。
通幽，即指胃肠滋润，大便通畅。

方解 活血润燥生津饮出自《医方集解》引朱丹溪方，方剂由熟地黄、当归、白芍、天冬、麦冬、栝楼、桃仁、红花组成，可活血生津，润肠通便，用于治疗内燥血枯证。血液亏虚，则内虚生热，热邪又灼伤阴血，血枯必血行不畅，易生瘀滞，故血瘀、大便秘结、皮肤干燥。方中诸药相配，滋阴养血，润燥生津，活血通便，基于本方的功效，故名"活血润燥生津饮"。

活血润燥生津饮方解

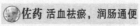

| 君药 养血通便 | 臣药 养阴生津通便 | 佐药 活血祛瘀，润肠通便 |

| **熟地黄**一钱
滋阴补血 | **当归**一钱
养血活血 | **白芍**一钱
养血益阴 | **天冬**八分
滋阴清热 | **麦冬**八分
养阴润肺 | **栝楼**八分
润肠通便 | **桃仁**五分
活血润肠 | **红花**五分
活血化瘀 |

服药时间：饭后　**服药次数**：日一服
服药温度：温

※ 1斤≈500g　1两≈31.25g　1钱≈3.125g
　1分≈0.3125g

药材真假识别

郁李仁正品之小李仁：本品种子较小。长约0.5cm，宽0.4cm。

熟地黄	当归	白芍	天冬	麦冬	栝楼	桃仁	红花
0.1元/g	0.05元/g	0.07元/g	0.02元/g	0.05元/g	0.08元/g	0.09元/g	0.1元/g

※ 此价格为市场价，仅供参考

◇ 组 成

天冬、麦冬、栝楼各八分，熟地黄、当归、白芍各一钱，桃仁、红花各五分。

◇ 用 法

上述八味药，水煎服。

◇ 功 效

润燥生津，活血通便。

◇ 主 治

内燥血枯。症见津液枯少，大便燥秘，皮肤干燥，喉干等。

搜风顺气丸

出自《太平圣惠方》

搜风顺气大黄**蒸** 郁李麻仁山药增

防独车前及槟榔 菟丝牛膝山茱**仍**

中风风秘及**气秘** **肠风下血**总堪**凭**

蒸：中药炮制法之一。将药物隔水蒸熟，以便于制剂。

气秘：指因气滞或气虚所引起的便秘。

仍：沿袭。

凭：依靠，依据。

肠风下血：即肠风。指因风邪而便纯血鲜红的病证。

方解 搜风顺气丸出自《太平圣惠方》，方剂由大黄、火麻仁、郁李仁、山药、车前子、牛膝、山茱萸、菟丝子、防风、独活、槟榔、炒枳壳组成。可搜风顺气，润肠通便，用于治疗中风之气秘。风邪外侵于肺，肺与大肠相表里，邪传大肠，致大便干燥；气滞，大肠传导受阻，脘腹胀满；大肠所受风邪伤及血络而致大便下血。方中诸药相配，搜风顺气，润燥通便，补益肝肾，故名"搜风顺气丸"。

- **药材真假识别** - - - - - - -

郁李仁非正品毛樱桃仁：本品呈卵形。表面黄白色或浅棕色，一端尖，另端钝圆。尖端一侧有线形种脐，圆端中央有深色合点，自合点处向上具多条纵向维管束脉纹。种皮薄，子叶呈乳白色，富油性。

搜风顺气丸方解

君药 泻燥结，清瘀热

大黄五两
泻热通便

火麻仁二两
润燥滑肠

臣药 搜风散邪润肠

防风一两
祛风解表

独活一两
搜风散邪

郁李仁二两
润肠通便

佐药 行气利湿，补益肝肾

槟榔一两
下气宽肠

炒枳壳一两
行气导滞

车前子二两
淡渗利湿

牛膝二两
引药下行，补肝肾、强筋骨

山药二两
健脾补肾

山茱萸二两
补益肝肾

菟丝子一两
补脾固肾

服药时间：睡前　服药次数：日一服
服药温度：温

※ 1斤≈500g　1两≈31.25g　1钱≈3.125g
1分≈0.3125g

大黄	防风	独活	槟榔	炒枳壳	火麻仁
0.03元/g	0.08元/g	0.012元/g	0.015元/g	0.018元/g	0.008元/g
郁李仁	车前子	牛膝	山药	山茱萸	菟丝子
0.06元/g	0.02元/g	0.018元/g	0.015元/g	0.025元/g	0.03元/g

※ 此价格为市场价，仅供参考

◆ 组 成

大黄五两，郁李仁、火麻仁、山药、车前子、牛膝、山茱萸各二两，防风、独活、槟榔、炒枳壳、菟丝子各一两。

◆ 用 法

上述十二味药共研细末，与白蜜共做成药，如梧桐子大，每次服二三十丸，用时以清茶或温酒、米汤送下。

◆ 功 效

润燥通便，逐风顺气。

◆ 主 治

中风风秘、气秘。症见大便秘结，身痒，小便不利，脉浮数等，亦治肠风下血、中风偏瘫等。

药材真假识别

天花粉正品：本品呈不规则圆柱形、纺锤形或片块状。表面黄白色或淡棕黄色。质坚实，断面白色或淡黄色，富粉性，横切面木部黄色，略呈放射状排列。气微，味微苦。

通 幽 汤

出自《脾胃论》

通幽汤中二地俱	桃仁红花归草濡	濡:濡养、滋润。
升麻升清以降浊	噎塞便秘此方需	噎塞:食物堵住不下,即指噎嗝。
有加麻仁大黄者	当归润肠汤名殊	殊:不同。

方解 通幽汤出自《脾胃论》,方剂由生地、熟地、桃仁、红花、当归、甘草、升麻组成。具有滋阴养血,润燥通幽之功,用于治疗噎嗝、便秘。

通 幽 汤 方 解

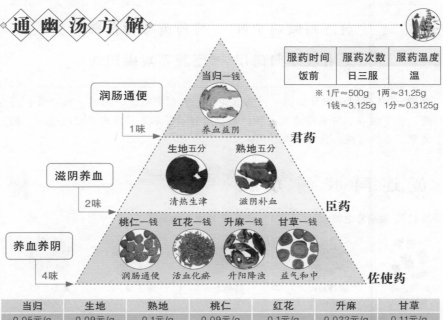

| 服药时间 | 服药次数 | 服药温度 |
| 饭前 | 日三服 | 温 |

※ 1斤≈500g 1两≈31.25g
1钱≈3.125g 1分≈0.3125g

润肠通便 —— 1味 —— 当归一钱 养血益阴 **君药**

滋阴养血 —— 2味 —— 生地五分 清热生津 熟地五分 滋阴补血 **臣药**

养血养阴 —— 4味 —— 桃仁一钱 润肠通便 红花一钱 活血化瘀 升麻一钱 升阳降浊 甘草一钱 益气和中 **佐使药**

当归	生地	熟地	桃仁	红花	升麻	甘草
0.05元/g	0.09元/g	0.1元/g	0.09元/g	0.1元/g	0.022元/g	0.11元/g

※ 此价格为市场价,仅供参考

药材真假识别

天花粉非正品之南方栝楼:本品呈纺锤形。直径2~9cm。表面灰黄色,断面白色,粉性。味苦微涩。

◆ **组 成**

生地、熟地各五分，桃仁（研）、红花、当归、甘草、升麻各一钱。

◆ **用 法**

水煎服。

◆ **功 效**

养血润燥，活血通幽。

◆ **主 治**

幽门不通而上攻，吸门闭塞（吸门即会厌）。症见噎塞，气不得上下，大便艰涩等。

黄连阿胶汤

出自《伤寒论》

> 黄连阿胶鸡子黄　　芍药黄芩合自良
>
> 更有驻车归醋用　　连胶姜炭痢阴伤

方解 黄连阿胶汤出自张机的《伤寒论》，方剂由黄连、阿胶、鸡子黄、芍药、黄芩组成。可滋阴降火安神，用于治疗心肾不足，阴虚火旺所致的心烦失眠，舌红苔燥，脉细数者。

黄连阿胶汤方解

君药 滋阴补血泻火

阿胶三两	黄连四两
滋阴养血	直泻心火

臣药 助君药祛火除烦

芍药二两	鸡子黄二枚	黄芩二两
敛阴和营	助阿胶滋阴补血	泻火除烦

服药时间：饭后 服药次数：日两服

服药温度：温

※ 1斤≈500g　1两≈31.25g　1钱≈3.125g
1分≈0.3125g

药材真假识别

黄连正品之云连：本品较细小，略呈连珠状的圆柱形，多弯曲，分枝少，长2～5cm，直径0.2～0.4cm。表面灰黄色，粗糙，无"过桥"，具有残留的鳞叶、须根痕及叶柄残基。断面较平坦。

阿胶	黄连	芍药	鸡子黄	黄芩
0.13元/g	0.15元/g	0.07元/g	0.01元/g	0.017元/g

※ 此价格为市场价，仅供参考

◆ 组 成

黄连四两，阿胶三两，鸡子黄二枚，芍药、黄芩各二两。

◆ 用 法

上述五味药，宜先煎黄连、黄芩、芍药，然后去渣，放入阿胶烊化尽，再放鸡子黄，搅令相得。

◆ 功 效

滋肾阴，清心火。

◆ 主 治

热伤肾阴，心火偏盛。症见失眠，心烦，舌红绛，苔黄，脉细数等。

◆ 临证加减

心火亢盛，烦热心躁，加莲子心、山栀、竹叶心；阴伤液亏，口燥咽干，加元参、生地、麦冬、石斛；阴虚阳亢，心悸，加龙齿、珍珠母；肝心血虚，失眠多梦，加酸枣仁、柏子仁。

◆ 现代运用

主要用于更年期综合征、神经衰弱、甲状腺功能亢进、心律失常、口腔溃疡等属心肾阴虚火旺者。

◆ 使用注意

阴虚火热不甚者，不宜服用本方。

郁李 果部 灌木类
润肺缓下 利尿

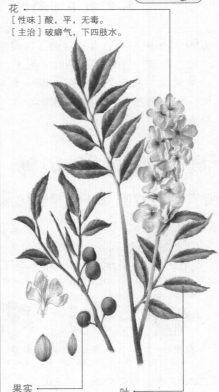

花
[性味] 酸，平，无毒。
[主治] 破癖气，下四肢水。

果实
[性味] 酸，平，无毒。
[主治] 主大腹水肿，利小便水道。

叶
[性味] 平，无毒。
[主治] 治大肠气滞，燥涩不通。

药材真假识别

黄连非正品之马尾连：本品根茎呈数个或十余个结节状连生，可见茎残基。质坚硬，不易折断，断面鲜黄色。根细长，棕色木栓层常脱落。根质脆，易折断，断面平坦。气微，味极苦，嚼之粘牙。

清燥救肺汤

出自《医门法律》

清燥救肺参草杷　　石膏胶杏麦芝麻

经霜收下干桑叶　　解郁滋干效可夸

方解 清燥救肺汤出自喻昌的《医门法律》，方剂由人参、甘草、枇杷叶、石膏、阿胶、杏仁、麦冬、黑芝麻、桑叶（经霜者）组成，可轻宣达表，清肺润燥。秋令气候干燥，燥热伤肺，肺合皮毛，故头痛身热，肺为热灼，气阴两伤，失其清肃润降之常，故干咳无痰，气逆而喘，咽喉干燥，口渴鼻燥。

清燥救肺汤方解

君药 清宣燥热　　**臣药** 补阴清热　　**佐药** 养阴润肺，升降肺气

桑叶三钱
清肺润燥

石膏二钱五分
清肺经之热

麦冬一钱二分
养阴润肺

阿胶八分
滋养肺阴

黑芝麻一钱
滋养肺阴

杏仁七分
宣肺利气

枇杷叶一片
降泄肺气

人参七分
益气补中，培土生金

甘草一钱
益气补中

服药时间：饭后　服药次数：分二三饮
服药温度：热

※ 1斤≈500g　1两≈31.25g　1钱≈3.125g
1分≈0.3125g

桑叶	石膏	麦冬	阿胶	杏仁	黑芝麻	人参	枇杷叶	甘草
0.006元/g	0.001元/g	0.05元/g	0.13元/g	0.07元/g	0.016元/g	0.33元/g	0.004元/g	0.11元/g

※ 此价格为市场价，仅供参考

药材真假识别

桑叶正品：本品多皱缩，破碎。完整者有柄，叶片展平后呈卵形或宽卵形，上表面黄绿色或浅黄棕色，下表面颜色稍浅，叶脉突出，小脉网状，质脆。气微，味淡，微苦涩。

◆ 组 成

人参七分，甘草一钱，枇杷叶一片，石膏二钱五分，阿胶八分，杏仁七分，麦冬一钱二分，黑芝麻一钱，桑叶（经霜者）三钱。

◆ 用 法

水一碗，煎至六分，频煎二三次，滚热服。

◆ 功 效

清燥润肺。

◆ 主 治

温燥伤肺。症见头痛身热，干咳，气逆作喘，咽喉干燥，口渴鼻干，心烦，胸膈满胀，舌干少苔，脉虚大而数。

◆ 临证加减

燥热灼津生痰，加贝母、栝楼；燥热偏盛，身较热，加羚羊角（水牛角代）；咳逆咯血，去人参，加生地、白及，丝瓜络。

◆ 现代运用

主要用于支气管哮喘、肺炎、急慢性支气管炎、肺气肿、肺癌等属燥热伤肺，气阴两伤等呼吸道疾病。

◆ 使用注意

脾虚痰湿，胸膈满闷者，不宜服用本方。

消 渴 方

出自《丹溪心法》

消渴：病证名。泛指以多饮、多食、多尿为主要症状的病证。又有上消、中消、下消之分。如渴而多饮为上消，是肺热；多食善饥为中消，是胃热；渴而小便多有膏为下消，是肾有虚热。

消渴方中花粉连　　藕汁地汁牛乳研

或加姜蜜为膏服　　泻火生津益血痊

方解 消渴方出自《丹溪心法》，方剂由黄连末、生地黄汁、藕汁、天花粉、牛乳组成。用时与姜汁、蜂蜜共熬成膏，可泻火益胃，生津润燥，用于治疗消渴证。消渴证多因喜食肥甘厚味之品，劳累过度，情志失调，脏腑燥热，阴虚火旺所致。临床上以多饮、多尿、多食为主要症状。方中诸药相配，泻火生津，滋阴润燥。又因本方主消渴，故名"消渴方"。

枇杷叶正品：本品呈长圆形或倒卵形。先端尖，边缘有疏锯齿，基部楔形，而全缘。上表面灰绿色、黄棕色或红棕色，较光滑；下表面密被黄色绒毛，主脉于下表面显著突起，侧脉羽状；叶柄短。

消渴方方解

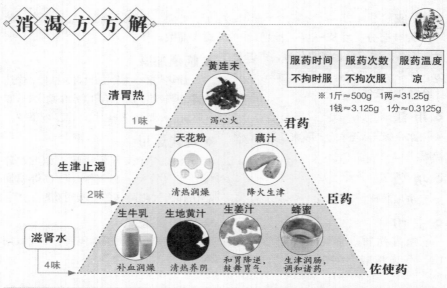

服药时间	服药次数	服药温度
不拘时服	不拘次服	凉

※ 1斤≈500g　1两≈31.25g
1钱≈3.125g　1分≈0.3125g

清胃热 —— 1味 —— 黄连末（泻心火）—— **君药**

生津止渴 —— 2味 —— 天花粉（清热润燥）、藕汁（降火生津）—— **臣药**

滋肾水 —— 4味 —— 生牛乳（补血润燥）、生地黄汁（清热养阴）、生姜汁（和胃降逆，鼓舞胃气）、蜂蜜（生津润肠，调和诸药）—— **佐使药**

黄连末	天花粉	藕汁	生牛乳	生地黄汁	生姜汁	蜂蜜
0.15元/g	0.014元/g	0.005元/g	0.06元/g	0.09元/g	0.006元/g	0.05元/g

※ 此价格为市场价，仅供参考

◇ 组 成

天花粉，黄连末，藕汁，生地黄汁，牛乳（原书未著剂量）。

◇ 用 法

将天花粉末、黄连末和入藕汁、生地黄汁、牛乳后调匀服用。或再加入生姜汁、蜂蜜做成膏，含化。

◇ 功 效

泻火生津，益血润燥。

◇ 主 治

胃热消渴。症见胃善化水谷，多食易饥，口渴欲饮等。

药材真假识别

玄参正品：本品呈圆柱形，中间略粗或上粗下细，有的微弯曲。表面灰黄色或灰褐色，横向皮孔、稀疏的横裂纹和须根痕。质坚实，不易折断，断面黑褐色，微有光泽。气特异，味甘，微苦。

第十五章

泻火之剂

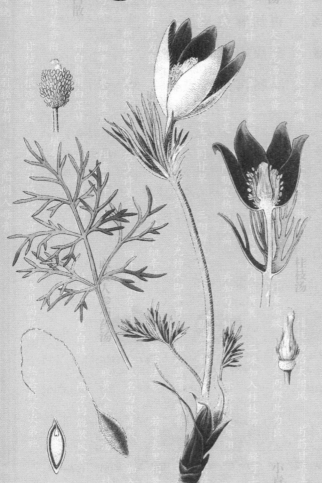

清热泻火、凉血解毒的方剂都为泻火之剂，也可名为清热之剂。治热（泻火）之剂具有清热、泻火、凉血、祛暑、生津、解毒的功效。泻火之剂主要采取清热法，以苦寒清热法祛实热，甘温清热法治疗虚热。本法不宜常用，应用时需分清虚实，辨明脏腑。

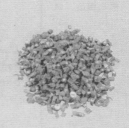

黄连解毒汤

出自《肘后备急方》

黄连解毒汤四味	黄柏黄芩栀子备	
躁狂大热呕不眠	吐衄斑黄均可使	**吐衄**：吐，即吐血。衄，即鼻孔出血。
若云三黄石膏汤	再加麻黄及淡豉	**斑黄**：斑，即发斑，指血溢肌肤形成的瘀斑。黄，即黄疸。
此为伤寒温毒盛	三焦表里相兼治	
栀子金花加大黄	润肠泻热真堪倚	**倚**：即倚重。

方解 黄连解毒汤出自《肘后备急方》，但有方无名，名见《外台秘要》引崔氏方，方剂由黄芩、黄连、栀子、黄柏组成。可解毒泻火，用于治疗三焦实热火毒证。外感六淫之邪，郁而化热，热甚成毒。实热火毒，三焦热盛为本方主证。方中诸药相配，上下之火皆消，内外兼顾，又因方剂以黄连为主药，故名"黄连解毒汤"。

黄连解毒汤方解

君药 兼泻中焦火

黄连三两
泻火解毒

臣药 清心安神

黄芩二两
泻肺及上焦之火

黄柏二两
泻下焦之火

栀子十四枚
泻三焦之火

服药时间：饭后　服药次数：不拘次服
服药温度：温

※ 1斤≈500g　1两≈31.25g　1钱≈3.125g
1分≈0.3125g

药材真假识别

栀子正品：本品呈椭圆形、卵圆形。表面呈红棕色或黄棕色，略具光泽。体轻，果皮薄而脆。内表面淡黄棕色，较外表面色浅。质脆，易碎。气微，味酸而苦。

黄连	黄芩	黄柏	栀子
0.15 元 /g	0.017 元 /g	0.02 元 /g	0.03 元 /g

※ 此价格为市场价，仅供参考

◆ 组 成

黄连三两，黄芩、黄柏各二两，栀子十四枚。

◆ 用 法

水煎服。

◆ 功 效

泻火解毒。

◆ 主 治

实热火毒，三焦热盛。症见大热烦躁，口燥咽干，失眠；或热病吐血，衄血；或热甚发斑，身热下痢，湿热黄疸；外科痈疽疔毒；舌红苔黄，小便黄赤，脉数有力。

◆ 临证加减

便秘，加大黄以通便泻火；吐血、衄血、发斑，酌加生地、玄参、丹皮以清热凉血；瘀热、发黄，加大黄、茵陈以清热祛湿祛黄。

◆ 现代运用

主要用于急性肠炎、急性细菌性痢疾、急性黄疸型肝炎、脓毒血症、流行性脑脊髓膜炎及感染其他炎症等属热毒患者。

◆ 使用注意

本方大苦大寒，不可多服，亦不可久服；津液受损较重者，不宜服用本方。

玄参 草部 山草类

凉血滋阴 泻火解毒

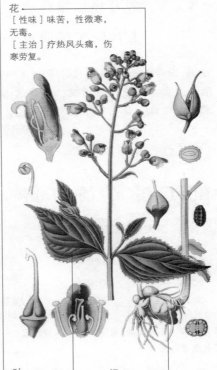

花

[性味]味苦，性微寒，无毒。

[主治]疗热风头痛，伤寒劳复。

叶

[性味]味苦，性微寒，无毒。

[主治]滋阴降火，解斑毒，利咽喉，通小便血滞。

根

[性味]味苦，性微寒，无毒。

[主治]疗腹中寒热积聚，女子产乳余疾，令人目明。

药材真假识别

栀子非正品之大黄花栀子：本品呈圆形、椭圆形至长椭圆形，表面棕色至褐色，较光滑，果皮厚而坚硬，内表面淡黄色，有光泽。种子多数，暗红棕色或褐色，种子团椭圆形，气微，味淡。

附子泻心汤

出自《伤寒论》

三黄：黄芩、黄连、大黄。

附子泻心用 三黄	寒加热药以 维阳	— 维阳：维，维系。此为助阳。
痞乃热邪寒药治	恶寒加附治 相当	— 相当：合适，适宜。
大黄附子汤同意	温药下之妙异常	

方解 附子泻心汤出自张仲景的《伤寒论》，方剂由黄芩、黄连、大黄、附子组成。具有清热温里，散结消痞之功，用于治疗热痞兼表阳虚证。伤寒体表之症，误用下法，邪传入内，滞于胸中，化而为热郁。方中诸药相配，热邪得除。因方剂主要用于治疗心下痞，又在方剂中加入附子，故名"附子泻心汤"。

附子泻心汤方解

君药　清泻上部邪热而消痞

大黄二两
清泻邪热

黄连一两
清热消痞

黄芩一两
清热燥湿

佐药　温经扶阳

附子一两
辛热醇厚

服药时间：不拘时服　服药次数：不拘次服
服药温度：温

※ 1斤≈500g　1两≈31.25g　1钱≈3.125g
1分≈0.3125g

大黄	黄连	黄芩	附子
0.03元/g	0.15元/g	0.017元/g	0.025元/g

※ 此价格为市场价，仅供参考

药材真假识别

独活非正品之牛尾独活：本品根茎结节状，扭曲。表面棕褐色至黄棕色，粗糙。有6~11个凹窝状茎痕，根茎底部和侧面散生多数圆柱状的不定根，有纵皱纹。质轻，坚脆，横断面灰黄色。气微香，味淡。

◆ **组成**

大黄二两，黄连、黄芩、附子各一两。

◆ **用法**

水煎服，附子另煎。

◆ **功效**

泻热除痞，固表助阳。

◆ **主治**

热痞兼表阳虚。症见心下痞塞不通，按之柔软不痛，胸口烦热，口干，而后恶寒汗出，苔黄，关脉浮盛。

升阳散火汤

出自《脾胃论》

升阳散火葛升柴　　羌独防风参芍**侪**——侪：同辈，同类。

生炙二草加姜枣　　阳经**火郁发**之佳

火郁发之：治则之一。出自《素问·六元正纪大论》。王冰注："火郁发之，谓汗令疏散也。"火郁，指热邪郁而内伏；发，发泄、发散。指火热之邪内伏的病证通过发散的方法来解除。

方解 升阳散火汤出自李东垣的《脾胃论》，方剂由柴胡、葛根、升麻、羌活、独活、人参、白芍、防风、炙甘草组成。用时与生姜、大枣同煎，具有升阳解郁，散火清热之功，用于治疗阳经火郁证。过食生冷之物，抑遏阳气于脾胃，阳气郁而化热，致阳经火郁，方中诸药相配，发中有收，散中有补，诸证自愈。

◆━━━ 药材真假识别 ━━━◆

独活非正品之九眼独活：根呈长圆锥形，少有弯曲，表面灰黄色，有不规则的纵沟，皮孔细小，稀疏排列。质坚，断面黄白色，多裂隙，并有众多橙黄色点，木部黄白色，其外侧有一棕色环纹，气微香。

升阳散火汤方解

君药　疏散少阳之火

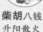

柴胡八钱
升阳散火

臣药　三焦舒畅，阳气升腾，火郁得解

升麻五钱
发散阳明之火

葛根五钱
发散阳明之火

羌活五钱
发散太阳之火

防风二钱半
发散太阳之火

独活五钱
发散少阴之火

佐使药　酸敛甘缓，散中有收

人参五钱
益气健脾

白芍五钱
敛阴清热

生姜
调和脾胃

大枣
调和脾胃

炙甘草三钱
调和诸药

服药时间：饭后　服药次数：日一服
服药温度：温

※ 1斤≈500g　1两≈31.25g　1钱≈3.125g
1分≈0.3125g

柴胡	升麻	葛根	羌活	防风	独活
0.08元/g	0.022元/g	0.01元/g	0.09元/g	0.08元/g	0.012元/g

炙甘草	白芍	生姜	人参	大枣
0.11元/g	0.07元/g	0.006元/g	0.33元/g	0.02元/g

※ 此价格为市场价，仅供参考

◆ 组成

葛根、升麻、羌活、独活、人参、白芍各五钱，柴胡八钱，炙甘草三钱，防风二钱半。

◆ 用法

加生姜、大枣，水煎服。

◆ 功效

升脾胃阳气，散中焦郁火。

◆ 主治

胃虚且过食冷物，抑遏阳气，火郁脾胃。症见肌热，四肢热，骨髓热，热如火燎，扪之烙手。

药材真假识别

白芍正品：本品呈圆柱形，多顺直，两端平截。表面类白色至红棕色，有纵皱纹及细根痕。质坚实，不易折断。断面较平坦，类白色或微带棕红色，木部具放射状纹理。气微，味微苦、酸。

半夏泻心汤

出自《伤寒论》

和：调和，即调和诸药。

半夏泻心黄连芩　　干姜甘草与人参

大枣和之治虚痞　　法在降阳而和阴 ——**降阳而和阴**：和，和谐，使阴阳升降相和谐，上下相交通。

虚痞：病证名。指无物无滞的痞证。多由饮食伤中，劳倦过度，或脏腑阴阳亏损，气机斡旋无力所致。

方解 半夏泻心汤出自张仲景的《伤寒论》，方剂由半夏、黄连、黄芩、干姜、人参、大枣、炙甘草组成。可散结消痞，寒热平调，用于治疗寒热错杂之痞证。病者中气受伤，脾胃、大小肠功能紊乱，寒热互结其中，清浊升降失常，故心下痞满、干呕、肠鸣下利。本方是由小柴胡汤化裁得到，即去柴胡、生姜，而加黄连、干姜。

半夏泻心汤方解

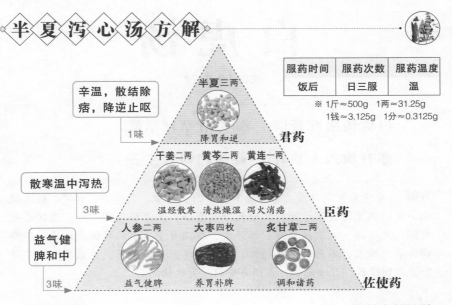

辛温，散结除痞，降逆止呕
1味

半夏三两
降胃和逆　　**君药**

散寒温中泻热
3味

干姜二两　黄芩二两　黄连一两
温经散寒　清热燥湿　泻火消痞　　**臣药**

益气健脾和中
3味

人参二两　大枣四枚　炙甘草二两
益气健脾　养胃补脾　调和诸药　　**佐使药**

服药时间	服药次数	服药温度
饭后	日三服	温

※ 1斤≈500g　1两≈31.25g
1钱≈3.125g　1分≈0.3125g

药材真假识别

白芍非正品之毛果芍药：本品多呈长条形，上粗下细，两端不平整。外皮棕色，深浅不等，栓皮除尽处呈棕褐色斑痕。质坚硬，体重，不易折断，断面粉性足。气微，味微苦甘。

半夏	干姜	黄芩	黄连	人参	大枣	炙甘草
0.12元/g	0.014元/g	0.017元/g	0.15元/g	0.33元/g	0.02元/g	0.11元/g

※ 此价格为市场价，仅供参考

◆ **组 成**

半夏三两，黄连一两，黄芩、干姜、炙甘草、人参各二两，大枣四枚。

◆ **用 法**

水煎服。

◆ **功 效**

泻热散痞，健脾益气。

◆ **主 治**

胸闷痞满，饮食不下，发热而呕。

◆ **临证加减**

热多寒少，重用黄芩、黄连；寒多热少，重用干姜；中气不虚，或舌苔厚腻者，可减人参、大枣，易苍术、厚朴以行气燥湿；气结重而心下痞甚者，加枳实、生姜以散结消滞。

◆ **现代运用**

主要用于急慢性胃炎、胃及十二指肠溃疡、慢性肠炎、神经性呕吐、消化不良、早期肝硬化、慢性肝炎等属中气虚弱及寒热交错者。

◆ **使用注意**

食积、气滞或痰浊内结所致的心下痞满者，不宜服用本方。

白 虎 汤

出自《伤寒论》

白虎汤用石膏偎　　知母甘草粳米陪

亦有加入人参者　　躁烦热渴舌生苔 —— 苔：舌苔。

方解 白虎汤出自张仲景《伤寒论》，方剂由石膏、知母、炙甘草、粳米组成。可清热生津，用于治疗阳明气分热盛证。主治壮热、大汗、渴饮。表有寒，里有热，或三阳合病，脉浮大，腹满身重，难以转侧；或通治阳明病脉洪大而长，不恶寒，反恶热，头痛自汗，口渴舌苔，目痛鼻干，不得卧，心烦躁乱，日晡潮热；或阳毒发斑，胃热诸病。

药材真假识别

甘草正品：本品呈圆柱形。外皮松紧不一。表面红棕色或灰棕色。质坚实，断面略呈纤维性，根茎呈圆柱形，表面有芽痕，断面中部有髓。气微，味甜而特殊。

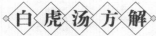

白虎汤方解

服药时间	服药次数	服药温度
饭后	日三服	温

※ 1斤≈500g 1两≈31.25g
1钱≈3.125g 1分≈0.3125g

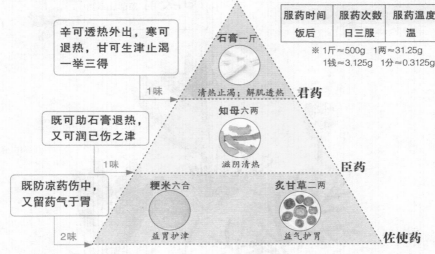

辛可透热外出，寒可退热，甘可生津止渴一举三得

1味

石膏一斤

清热止渴；解肌透热 **君药**

既可助石膏退热，又可润已伤之津

1味

知母六两

滋阴清热 **臣药**

既防凉药伤中，又留药气于胃

2味

粳米六合　　炙甘草二两

益胃护津　　益气护胃 **佐使药**

石膏	知母	粳米	炙甘草
0.001元/g	0.09元/g	0.006元/g	0.11元/g

※ 此价格为市场价，仅供参考

◇ **组 成**

石膏一斤，知母六两，炙甘草二两，粳米六合。

◇ **用 法**

上述四味药，以水一斗，煮米熟，汤成去渣，温服一升，日三服。

◇ **功 效**

清热生津。

◇ **主 治**

阳明气分热盛。症见发热面赤，大汗壮热，烦渴引饮，苔黄，脉洪大有力，或滑数。

◇ **现代运用**

主要用于感冒高热久而不退、流行性乙型脑炎、大叶性肺炎、流行性出血热、牙龈炎等属气分热盛者。

◇ **使用注意**

表证未解发热而无汗、口不渴者，以及血虚发热或气虚发热，渴好温饮，脉洪不胜重按者，应禁用本方。

药材真假识别

甘草非正品之刺果甘草：本品根呈圆柱形，顶端有多数茎残基。表面灰棕色，有纵皱纹及横向皮孔。横断面灰白色，木部浅黄色，中央有小型的髓。质坚硬，根茎具芽痕和髓，气微，味苦涩。

花 ●
[性味] 味苦，性温，无毒。
[主治] 止鼻出血。

白头翁 草部 山草类
清热解毒

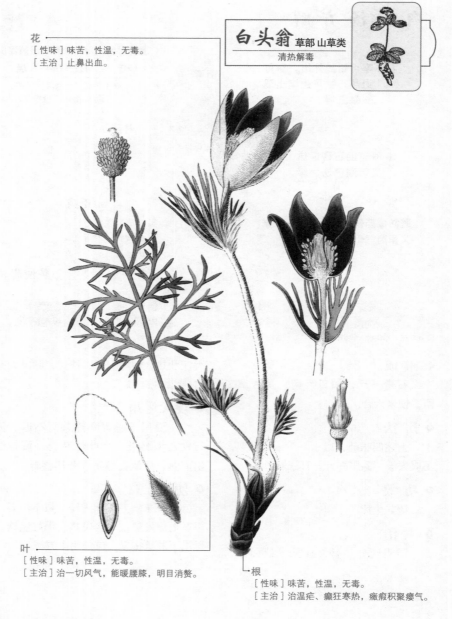

叶 ●
[性味] 味苦，性温，无毒。
[主治] 治一切风气，能暖腰膝，明目消赘。

└ 根
[性味] 味苦，性温，无毒。
[主治] 治温疟、癫狂寒热，癥瘕积聚瘿气。

药材真假识别 ●

石斛正品之环草石斛：本品茎细长圆柱形，常弯曲盘绕成团或捆成把。表面金黄色，有光泽，具细纵纹，常残留棕色叶鞘，松抱于茎，易脱落。质柔韧，断面平坦，灰白色。气微，味苦。

甘露饮

出自《太平惠民和剂局方》

> 甘露两地与茵陈　　芩枳枇杷石斛伦——伦：同类，同等。
>
> 甘草二冬平胃热　　桂苓犀角可加均

方解　甘露饮出自《太平惠民和剂局方》，方剂由生地、熟地、茵陈、黄芩、枳壳、枇杷叶、石斛、甘草、天冬、麦冬组成。具有清热利湿、滋阴降火之功，用于治疗胃中湿热上蒸。方中诸药相配，去除湿热，诸证自愈。本方加肉桂、茯苓，增强利尿之效，导湿热从下而去，名"桂苓甘露饮"；加犀角（水牛角代）凉心泻肝，增强清热解毒作用。

甘露饮方解

君药　补益胃肾之阴

生地等分
清热生津

熟地等分
滋阴补血

臣药　滋阴清虚热

天冬等分
滋阴清热

麦冬等分
清热养肺

甘草等分
生津润燥

石斛等分
益胃生津

佐药　清热祛湿，理气降火

茵陈等分
清热利湿，平肝泄热

黄芩等分
清热燥湿

枳壳等分
破气消积

枇杷叶等分
清肺降火

服药时间：饭后　服药次数：日两服

服药温度：温

※ 1斤≈500g　1两≈31.25g　1钱≈3.125g
1分≈0.3125g

生地	熟地	天冬	麦冬	甘草	石斛	茵陈	黄芩	枳壳	枇杷叶
0.09元/g	0.1元/g	0.02元/g	0.05元/g	0.11元/g	0.13元/g	0.004元/g	0.017元/g	0.018元/g	0.004元/g

※ 此价格为市场价，仅供参考

- **药材真假识别**

石斛非正品之重唇石斛：本品茎圆锥形。表面黄色或金黄色，具细纵纹和纵沟，节上有互生的花序柄痕及残存的叶鞘，棕色或灰白色。质轻，断面疏松，白色或灰白色，味稍苦。

◆ 组 成

生地、熟地、茵陈、黄芩、枳壳、枇杷叶、石斛、甘草、天冬、麦冬各等分。

◆ 用 法

水煎服。

◆ 功 效

滋阴祛火，清热利湿。

◆ 主 治

胃中湿热上蒸于口。症见齿根宣露，口臭喉疮、吐衄、齿龈出血等。

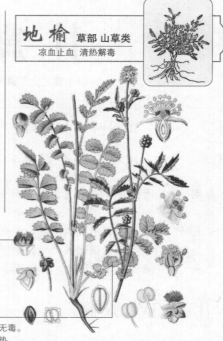

地 榆 草部 山草类

凉血止血 清热解毒

花
[性味] 味苦，性微寒，无毒。
[主治] 止吐血、鼻出血、便血、月经不止。

叶
[性味] 味苦，性微寒，无毒。
[主治] 作饮代茶，甚解热。

附 方

方名	组成	用法	功用	主治
河间桂苓甘露饮	滑石四两，石膏、寒水石、甘草各二两，白术、茯苓、泽泻各一两，猪苓、肉桂各五钱上述各药共研末	姜汤或温汤、蜜汤调下	清热镇逆，化气利水	中暑受湿。症见烦渴，头痛，湿热便秘
子和桂苓甘露饮	滑石、石膏、寒水石、白术、茯苓、泽泻、人参、干葛各一两，甘草二两，藿香五钱，木香一分	研末水送服	清热降逆，化气利水	伏暑烦渴，脉虚水逆

枳壳正品：本品呈半球形。外果皮褐色或棕褐色。突起的顶端有凹点状油室，有明显的花柱残迹或果梗痕。切面中果皮黄白色，光滑而稍隆起，质坚硬，不易折断。瓤囊内藏种子。

凉膈散

出自《太平惠民和剂局方》

凉膈硝黄栀子翘　　黄芩甘草薄荷饶 —— 饶：另外添加。

竹叶蜜煎疗膈上　　中焦燥实服之消

膈：横膈膜，此指胸膈。

方解 凉膈散出自《太平惠民和剂局方》，方剂由连翘、大黄、芒硝、甘草、栀子、黄芩、薄荷组成。用时与竹叶、白蜜同煎，可泻火通便，清上泻下，用于治疗上、中二焦热邪炽盛。热聚胸膈，火冲上邪；热燥内结，腑气不通。方中诸药相配，清上泻下，上焦之热从外而清，中焦之实由下而泄。

凉膈散方解

君药　去上焦之热

连翘四十两
清热解毒

臣药　使邪热从大便而下

黄芩十两
清胸膈之热

栀子十两
清三焦之热

大黄二十两
荡涤结热

芒硝二十两
荡涤中焦实热

佐使药　引药上行

薄荷十两
清疏心胸之热

竹叶七片
轻清升散

甘草二十两
调和诸药

白蜜少许
甘缓药性

服药时间：饭前　服药次数：日三服
服药温度：温

※ 1斤≈500g　1两≈31.25g　1钱≈3.125g
1分 ≈0.3125g

药材真假识别

枳壳非正品之绿衣枳壳：本品形状与酸橙枳壳基本相同，但果稍细。表面灰绿色或黄绿色，较平滑，略被细绒毛。果皮较薄，厚0.4～0.8cm，瓤囊较大，6～8瓣，体略轻。气味同酸橙枳壳。

连翘	黄芩	栀子	大黄	芒硝	薄荷	竹叶	甘草	白蜜
0.04元/g	0.017元/g	0.03元/g	0.03元/g	0.01元/g	0.006元/g	0.007元/g	0.11元/g	0.05元/g

※ 此价格为市场价，仅供参考

◇ **组 成**

芒硝、大黄、甘草各二十两，黄芩、薄荷、栀子各十两，连翘四十两。

◇ **用 法**

加竹叶七片，白蜜少许，水煎服。

◇ **功 效**

泻火通便。

◇ **主 治**

上、中二焦热邪炽盛。症见烦躁口干，口舌生疮，面赤唇干，咽痛吐衄，胸膈烦热，便秘溲赤，舌红，苔黄，脉数；小儿急惊，痘疮黑陷等。

◇ **现代运用**

临床上常用于治疗急性扁桃体炎、胆道感染、急性病毒性肝炎、口腔炎、流行性脑脊髓膜炎等属上、中二焦火热炽盛者。以胸膈烦热，口舌生疮，面赤唇干，舌红苔黄，大小便不利，脉滑数为辨证要点。

清心莲子饮

出自《太平惠民和剂局方》

石莲：睡莲科植物莲的果实或种子，又名带皮莲子。

清心莲子 石莲 参　　地骨柴胡赤茯苓

芪草麦冬车前子　　躁烦消渴及 崩淋 —— 崩淋：崩，指崩漏；淋，指淋证。是二者的合称。

方解 清心莲子饮出自《太平惠民和剂局方》，方剂由石莲子、人参、柴胡、茯苓、炙黄芪、地骨皮、麦冬、车前子、甘草组成。可清心火、益气阴、止淋浊，用于治疗心火偏旺，气阴两虚，湿热下注证。方中诸药相配，降心火，通心肾，祛湿热，诸证自愈。

药材真假识别 ●

石莲子正品：本品呈椭圆形，两端钝圆。长1.5～2.5cm，直径0.7～1.2cm。表面棕褐至黑褐色，有时具环形横裂纹。质坚硬。除去种皮后，内为二片黄白色肥厚的子叶。气微，味极苦。

清心莲子饮方解

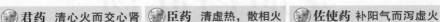

| **君药** 清心火而交心肾 | **臣药** 清虚热，散相火 | **佐使药** 补阳气而泻虚火 |

石莲子七钱半
清心除烦

地骨皮五钱
清肝肾虚热

柴胡五钱
散肝胆相火

茯苓七钱半
渗湿利水

车前子五钱
清热利尿

人参七钱半
补气生津

炙黄芪七钱半
补益阳气

麦冬五钱
养阴生津

甘草五钱
调和诸药

服药时间：不拘时服 服药次数：不拘次服
服药温度：温

※ 1斤≈500g　1两≈31.25g　1钱≈3.125g
　1分 ≈0.3125g

石莲子	地骨皮	柴胡	茯苓	车前子	人参	炙黄芪	麦冬	甘草
0.07元/g	0.03元/g	0.08元/g	0.06元/g	0.02元/g	0.33元/g	0.08元/g	0.05元/g	0.11元/g

※ 此价格为市场价，仅供参考

◇ 组 成

石莲子、人参、茯苓、炙黄芪各七钱半，地骨皮、柴胡、甘草、麦冬、车前子各五钱。

◇ 用 法

水煎服。

◇ 功 效

清心火，补气阴，止淋浊。

◇ 主 治

气阴两虚，心火旺，湿热下注。症见血崩带下，遗精淋浊；肾阴不足，烦躁发热，口舌干燥。

◇ 现代运用

临床上常用于治疗慢性肾炎、慢性前列腺炎、慢性肾盂性肾炎、口腔感染、泌尿系统炎症、遗精、精囊炎、阳痿、早泄、妇科赤白带下、功能性子宫出血等属余邪未清，湿热下注者。以遗精淋浊，血崩带下；或口舌干燥，肾阴不足，烦躁发热为辨证要点。

药材真假识别

石莲子非正品之苦石莲：本品两端微尖。表面灰褐色。质坚硬，难破开。种子表面红棕色，种皮薄，紧贴肥厚的子叶，中央空腔中有一枚绿色的胚。气微，味淡微涩。

龙胆泻肝汤

出自《太平惠民和剂局方》

> 龙胆泻肝栀芩柴　　生地车前泽泻偕
>
> 木通甘草当归合　　肝经湿热力能排

方解 龙胆泻肝汤出自《太平惠民和剂局方》，方剂由龙胆草、栀子、黄芩、生地、柴胡、车前子、泽泻、木通、当归、甘草组成。可清肝胆泻下焦湿热，用于治疗肝胆实火，肝经湿热循经上扰下注。方中诸药相配，泻中有补，利中有滋，降火清热，湿浊分清，循经所发诸证自愈。

龙胆泻肝汤方解

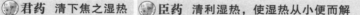

👁 君药　清下焦之湿热　　👁 臣药　清利湿热，使湿热从小便而解

    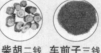

龙胆草三钱	黄芩二钱	栀子二钱	柴胡二钱	车前子三钱	木通一钱
泻肝胆实火	清热燥湿	泻三焦火，利尿除湿	清热疏肝	清热利尿	利湿渗热

👁 佐使药　养血益阴

泽泻二钱	生地三钱	当归二钱	甘草一钱
利水渗湿	滋阴生津	养血柔肝	调和诸药

服药时间：饭后　**服药次数：**日三服

服药温度：温

※ 1斤≈500g　1两≈31.25g　1钱≈3.125g
1分≈0.3125g

龙胆草	黄芩	栀子	柴胡	车前子	木通	泽泻	生地	当归	甘草
0.016元/g	0.017元/g	0.03元/g	0.08元/g	0.02元/g	0.01元/g	0.014元/g	0.09元/g	0.05元/g	0.11元/g

※ 此价格为市场价，仅供参考

药材真假识别 ●

车前子非正品之荆芥子：本品呈扁长椭圆形，少数呈类三角形。体较小，长0.1～0.18cm，宽0.06～0.1cm。表面黑棕色或棕色。背面略隆起，腹面较平坦，中央有明显的白色凹陷点状种脐。

◆ 组 成

　　龙胆草、生地、车前子各三钱，栀子、黄芩、柴胡、泽泻、当归各二钱，木通、甘草各一钱。

◆ 用 法

　　水煎服。

◆ 功 效

　　泻肝胆实火，清下焦湿热。

◆ 主 治

　　肝胆实火上扰，头痛目赤，胁痛口苦，耳肿耳聋；阴肿阴痒，湿热下注，筋痿阴汗，小便淋浊不利，妇女湿热带下。

◆ 现代运用

　　临床上多用于治疗高血压、顽固性偏头痛、结膜炎、急性肾盂肾炎、急性胆囊炎、膀胱炎、外阴炎、急性盆腔炎、尿道炎、睾丸炎等属于肝经实火及湿热下注者。以口苦、尿赤、舌苔黄、脉弦数且有力为辨证要点。现代药理研究表明，本方可抗菌消炎、利胆保肝、解热利尿、抗组胺。

龙胆 草部 山草类

清热燥湿　泻肝定惊

花
　　[性味] 味苦、涩，性大寒，无毒。
　　[主治] 治小儿壮热骨热，时疾热黄，痈肿口疮。

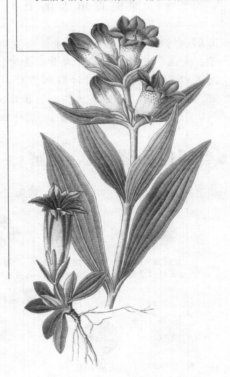

　　青黛正品：本品为深蓝色的粉末，体轻，易飞扬；或呈不规则多孔性的团块，用手搓捻即成细末。微有草腥气，味淡。

当归龙荟丸

出自《黄帝素问宣明论方》

四黄：黄连、黄柏、黄芩、大黄。

当归龙荟用四黄 **龙胆芦荟木麝香**

黑栀青黛姜汤下 **一切肝火尽能攘**——攘：排除，抵御。

方解 当归龙荟丸出自《黄帝素问宣明论方》，方剂由当归、龙胆草、栀子、黄连、黄柏、黄芩、大黄、青黛、芦荟、木香、麝香组成，炼为丸，用时以姜汤送服，可清泻肝胆实火，用于治疗肝胆实火证。肝为风木之脏、生火之源。肝胆实火，则头晕目眩，神志不宁，谵语发狂，或大便秘结，小便赤涩。方中诸药相配，消肝胆实火，诸证自愈。

当归龙荟丸方解

君药 直入肝经

龙胆草一两
清泻肝胆实火

臣药 通泻三焦之火

大黄半两
泻热攻积

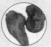
芦荟半两
通腑泻热

栀子一两
清泻三焦之火

黄芩一两
清上焦火

黄连一两
清中焦火

黄柏一两
清下焦火

青黛半两
泻火解毒

佐药 养血益阴

当归一两
补血和血

木香一分
行气止痛

麝香半钱
开窍调气

服药时间：饭后服用 **服药次数：日两服**
服药温度：温

※ 1斤≈500g 1两≈31.25g 1钱≈3.125g
1分 ≈0.3125g

药材真假识别 •••

泽泻正品：本品呈类球形、椭圆形或卵圆形。表面黄白色或淡黄棕色，有不规则的横向环状浅沟纹及多数细小突起须根痕。质坚实，断面黄白色，粉性，有多数细孔。气微，味微苦。

龙胆草	大黄	芦荟	栀子	黄芩	黄连
0.016元/g	0.03元/g	0.015元/g	0.03元/g	0.017元/g	0.15元/g
黄柏	青黛	当归	木香	麝香	
0.02元/g	0.06元/g	0.05元/g	0.01元/g	185元/g	

※ 此价格为市场价，仅供参考

◆ 组 成

当归、龙胆草、黄连、黄柏、黄芩、栀子各一两，大黄、芦荟、青黛各半两，木香一分，麝香半钱。

◆ 用 法

上述各药共研细末，白蜜和丸如小豆大，每服二十丸，生姜汤送下。

◆ 功 效

清热泻肝，攻下消滞。

◆ 主 治

肝胆实火。症见胸胁胀痛，头痛面赤，目赤肿痛，形体壮实，便秘尿赤，脉象弦劲，躁扰不安，甚则抽搐。

清咽太平丸

出自《医方集解》

清咽太平薄荷芎　柿霜甘桔及防风

犀角蜜丸治膈热　早间咳血颊常红

柿霜：又名柿饼霜、柿霜饼。清热，润燥，化痰，止嗽。

膈热：五膈之一。　　早间：早上。

方解 清咽太平丸出自《医方集解》，方剂由川芎、柿霜、甘草、薄荷、防风、犀角、桔梗组成。炼蜜为丸，可清热利咽，凉血止血，用于治疗肺热咯血证。肺燥津伤，胸膈不利。方中诸药相配，泻肺热，止咯血，清咽利喉。基于本方功效，故名"清咽太平丸"。

---------- **药材真假识别** ----------

鳖甲非正品之缅甸缘板鳖背甲：本品呈长倒卵圆形。外表面棕绿色，具黄色圆斑，颈板1块，宽翼状，内表面灰白色。颈骨略呈宽翼状，完整者可见前缘板和后缘板，其第一后缘板明显大于第二后缘板。

清咽太平丸方解

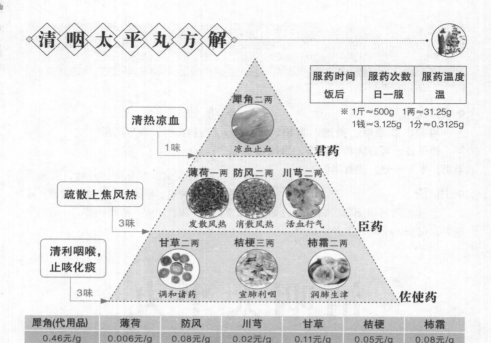

服药时间	服药次数	服药温度
饭后	日一服	温

※ 1斤≈500g　1两≈31.25g
　1钱≈3.125g　1分≈0.3125g

清热凉血　1味

犀角二两
凉血止血
君药

疏散上焦风热　3味

薄荷一两　防风二两　川芎二两
发散风热　消散风热　活血行气
臣药

清利咽喉，
止咳化痰　3味

甘草二两　桔梗三两　柿霜二两
调和诸药　宣肺利咽　润肺生津
佐使药

犀角(代用品)	薄荷	防风	川芎	甘草	桔梗	柿霜
0.46元/g	0.006元/g	0.08元/g	0.02元/g	0.11元/g	0.05元/g	0.08元/g

※ 此价格为市场价，仅供参考

◆ 组 成

薄荷一两，川芎、柿霜、甘草、防风、犀角各二两，桔梗三两。

◆ 用 法

上述各药共研细末，和白蜜为丸如弹子大，每日服用一丸。

◆ 功 效

清热止血，清利咽喉。

◆ 主 治

膈上有热，肺燥阴伤。症见咽喉不利，肺中郁火，咳血，两颊泛红等。

药材真假识别 ┈┈┈┈┈┈┈┈┈┈┈┈┈┈┈┈┈┈┈┈┈┈┈┈┈┈

马勃非正品之大口静灰球：本品呈陀螺形或近球形。外包被浅青褐色至烟色，薄，粉状，内包被膜质柔软，浅灰绿色，具光泽。顶部开裂成不规则的大口。孢子球形，褐色，孢丝壁厚，分枝，有明显主干。

神犀丹

出自《温热经纬》

神犀丹内用犀芩　　元参菖蒲生地群——群：聚在一起。

豉粉银翘蓝紫草　　温邪暑疫有奇勋

方解 神犀丹出自王士雄的《温热经纬》，方剂由犀角磨汁、石菖蒲、黄芩、鲜生地黄绞汁、金汁、连翘、板蓝根、豆豉、玄参、天花粉、紫草组成。温热暑疫等病，邪不易解，耗液耗营，逆传内陷，致昏狂、惊厥、谵语、发斑等证，亦发痘疮毒重，夹带紫斑危症。方中诸药相配，清热开窍，凉血解毒，诸证自愈。

神犀丹方解

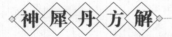

君药 解毒

臣药 引内陷之邪热外透，清热开窍

犀角六两	紫草四两	板蓝根九两	黄芩六两	连翘十两	生地黄一斤
清心凉血	清热解毒	降火清热	清热燥湿	泻火	清热生津

佐使药 开窍

玄参七两	天花粉四两	石菖蒲六两	豆豉八两	金汁十两
清热凉血	养阴生津	开窍	宣郁	镇心神

服药时间：饭后服用　服药次数：日一服

服药温度：凉

※ 1斤≈500g　1两≈31.25g　1钱≈3.125g

1分 ≈0.3125g

紫草正品之软紫草：本品呈不规则的长圆柱形，多扭曲。表面紫红色或紫褐色，皮部疏松，呈条形片状，顶端有的可见分歧的茎残基。体轻，质松软，易折断，木部较小，黄白色或黄色，气特异。

犀角(代用品)	紫草	板蓝根	黄芩	连翘	生地黄
0.46元/g	0.1元/g	0.009元/g	0.017元/g	0.04元/g	0.09元/g
玄参	天花粉	石菖蒲	豆豉	金汁	
0.01元/g	0.014元/g	0.03元/g	0.008元/g	275元/g	

※ 此价格为市场价，仅供参考

◇ 组 成

犀角（水牛角代）磨汁、石菖蒲、黄芩各六两，鲜生地黄（绞汁）一斤，金汁、连翘各十两，板蓝根九两，豆豉八两，玄参七两，天花粉、紫草各四两。

◇ 用 法

上述诸药各研细末，用生地汁、犀角汁共捣为丸，每丸三钱，每日服用两丸，小儿减半，以凉开水化服。

◇ 功 效

凉血通窍，清热化毒。

◇ 主 治

温热暑疫，耗液伤阴，逆传内陷。症见惊厥，斑疹色紫，舌色干，或圆硬，或黑苔，或紫绛；痘疹后咽痛，余毒内滞，目赤烦闷等。

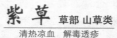

紫 草 草部 山草类

清热凉血　解毒透疹

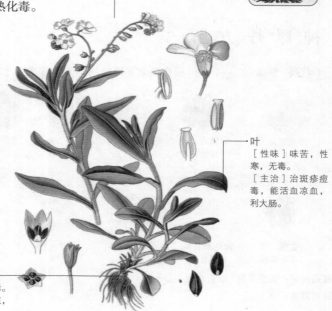

叶
[性味]味苦，性寒，无毒。
[主治]治斑疹痘毒，能活血凉血，利大肠。

根
[性味]味苦，性寒，无毒。
[主治]治心腹邪气，五疸，能补中益气。

-------- **药材真假识别** --------

紫草非正品之滇紫草：本品呈圆柱形，少有分枝。外皮紫色，易成片状剥落，内侧可见略扭曲的深纵沟及纵皱纹，并有支根痕。质硬，难折断，断面不整齐，棕黄色。味甜微涩。

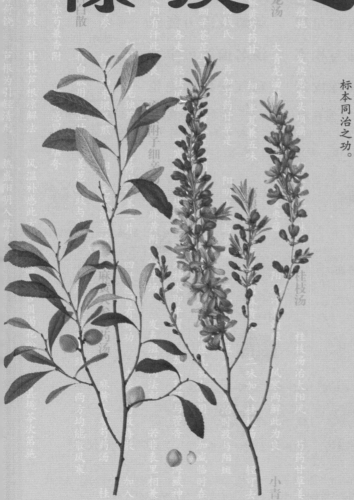

第十六章

除痰之剂

除痰之剂，以祛痰药为主，可祛除痰饮，治疗各种痰病的方剂，统称为祛痰剂，属于「八法」中的「消法」。痰病就其性质而言，分为湿痰、燥痰、热痰、寒痰、风痰等五种。痰饮多由湿聚而成，而湿的产生主要源之于脾。故使用祛痰剂时要注意配伍健脾祛湿或配益肾之品，以治生痰之源，达标本同治之功。

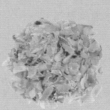

二陈汤

出自《太平惠民和剂局方》

二陈汤用半夏陈　　益以茯苓甘草成

利气调中兼去湿　　一切痰饮此为珍

导痰汤内加星枳　　顽痰胶固力能驯

若加竹茹与枳实　　汤名温胆可宁神

润下丸仅陈皮草　　利气祛痰妙绝伦

顽痰：痰证之一。亦称老痰、结痰、郁痰。

痰饮：病名。为多种饮证痰证的总称。

珍：贵重。

驯：使顺服。

胶固：坚固。

方解 二陈汤出自《太平惠民和剂局方》，方剂由半夏、橘红、茯苓、甘草组成。用时与生姜同煎，可燥湿化痰，理气和中，用于治疗湿痰证。脾肺功能失调，水液不能化湿，聚湿为痰，又名"二陈汤"。

二陈汤方解

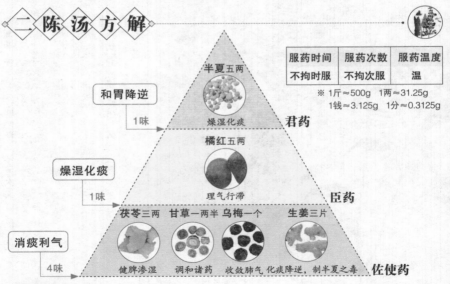

服药时间	服药次数	服药温度
不拘时服	不拘次服	温

※ 1斤≈500g　1两≈31.25g
　1钱≈3.125g　1分≈0.3125g

和胃降逆 — 1味 → 半夏五两 燥湿化痰 **君药**

燥湿化痰 — 1味 → 橘红五两 理气行滞 **臣药**

消痰利气 — 4味 → 茯苓三两 健脾渗湿　甘草一两半 调和诸药　乌梅一个 收敛肺气 化痰降逆　生姜三片 制半夏之毒 **佐使药**

药材真假识别

橘红正品：本品呈长条片或不规则片状，外表面为黄棕色或橙红色，存放后呈棕褐色，密布黄白色突起或凹下的油室；内表面为黄白色，密布凹下透光小圆点。质脆易碎，气芳香。味微苦、麻。

半夏	橘红	茯苓	生姜	甘草	乌梅
0.12元/g	0.01元/g	0.06元/g	0.006元/g	0.11元/g	0.024元/g

※ 此价格为市场价，仅供参考

◇ 组 成

半夏、橘红各五两，白茯苓三两，甘草一两半。

◇ 用 法

上述诸药加生姜三片，乌梅一个，水煎服。

◇ 功 效

燥湿化痰，理气和中。

◇ 主 治

湿痰停聚。症见咳嗽，痰多色白，恶心呕吐，胸膈痞闷，或头晕心悸，肢体困倦，脉滑，舌苔白润。

◇ 临证加减

痰稀，加细辛、干姜以温化寒痰；湿痰重，加厚朴、苍术以燥湿化痰；痰稠，加栝楼、胆南星以化痰清热；风痰眩晕，加僵蚕、天麻以化痰息风；痰壅气逆之胁满喘逆、头眩胸痞，加枳实、天南星以燥湿豁痰，行气开郁；瘰疬，加海藻、昆布、牡蛎以软坚化痰；胁胀胸闷，加青皮、香附、郁金以解郁化痰；痰迷心窍，加石菖蒲、姜南星、人参、竹茹以涤痰开窍；呕腐脘胀，加麦芽、莱菔子以消食化痰。

◇ 现代运用

临床上主要用于慢性胃炎、慢性支气管炎、肺气肿、妊娠呕吐、神经性呕吐、美尼尔综合征等属湿痰者。

◇ 使用注意

燥痰者慎用；阴虚内热及欲吐血者禁用。

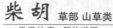

柴 胡　草部　山草类

败毒抗癌　解热透邪

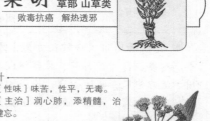
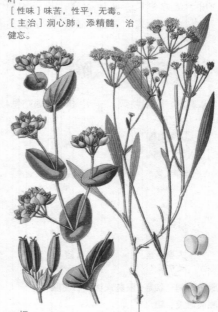

叶
[性味] 味苦，性平，无毒。
[主治] 润心肺，添精髓，治健忘。

根
[性味] 味苦，性平，无毒。
[主治] 治心腹疾病，祛胃肠中结气及饮食积聚。

药材真假识别

化橘红正品：呈对折的七角或展平的五角形状，单片呈柳叶形，外表面为黄绿色，密布绒毛，有皱纹及小油室，内表面为黄白色或淡黄棕色，有脉络纹。质脆，易折断，断面不整齐。

涤痰汤

出自《奇效良方》

涤痰汤用半夏星　　甘草橘红参茯苓

竹茹菖蒲兼枳实　　痰迷舌强服之醒

舌强：指舌体伸缩不利。

痰迷：痰迷心窍。

方解 涤痰汤出自《奇效良方》，方剂由姜制半夏、胆星、橘红、枳实、茯苓、人参、菖蒲、竹茹、甘草组成。用时与生姜、大枣同煎，可涤痰开窍，用于治疗中风，痰迷心窍，舌强不能言。脾虚运化不利，聚湿结痰，痰浊不化，内迷心窍，可致中风。方中诸药相配，开心窍，通畅脉道，诸证自愈。

涤痰汤方解

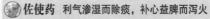

君药 兼以祛风　　**臣药** 助君药祛痰　　**佐使药** 利气渗湿而除痰，补心益脾而泻火

胆星二钱半
燥湿祛痰

姜制半夏二钱半
燥湿化痰

枳实二钱
破气除痞

橘红二钱
理气化痰

茯苓二钱
渗湿健脾

人参一钱
健脾益气

菖蒲一钱
祛痰开窍

竹茹七分
化痰清热

甘草五分
调和诸药

服药时间：饭后　服药次数：日三服

服药温度：温

※ 1斤≈500g　1两≈31.25g　1钱≈3.125g
1分≈0.3125g

胆星	姜制半夏	枳实	橘红	茯苓	人参	菖蒲	竹茹	甘草
0.034元/g	0.12元/g	0.04元/g	0.01元/g	0.06元/g	0.33元/g	0.03元/g	0.045元/g	0.11元/g

※ 此价格为市场价，仅供参考

药材真假识别

白附子正品：本品呈长椭圆形或卵圆形，有时中部稍缢缩。外皮多已除去，表面为黄白色，顶端有茎痕或芽痕。质坚硬，不易折断，气微，味淡，麻辣刺舌。

◆ **组 成**

　　姜制半夏、胆星各二钱半，橘红、枳实、茯苓各二钱，人参、菖蒲各一钱，竹茹七分，甘草五分。

◆ **用 法**

　　加姜、枣，水煎服。

◆ **功 效**

　　涤痰开窍。

◆ **主 治**

　　中风痰迷心窍。症见舌强不能语。

清气化痰丸

出自《医方考》

清气化痰星夏橘	杏仁枳实栝楼实 —— 实：指栝楼仁。
芩苓姜汁为糊丸	气顺火消痰自失

方解 清气化痰丸出自《医方考》，方剂由制半夏、胆星、陈皮、枳实、杏仁、栝楼仁、黄芩、茯苓组成。用时与生姜同煎，可清热化痰，理气止咳，用于治疗痰热咳嗽症。脾失健运，聚而生痰，痰阻气滞，气郁化火，痰热交结。方中诸药相配，化痰清热理气降火，诸证自愈。

清气化痰丸方解

君药 清热化痰

胆星一两半
主治宽痰实火壅闭

栝楼仁一两
宽胸散结

臣药 化痰散结

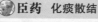

制半夏一两半
燥湿化痰

黄芩一两
清热降火

佐使药 化痰,降利肺气

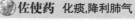

杏仁一两
宣利肺气

陈皮一两
理气化痰

- - - - - - - - - - - - - - - - **药材真假识别** - - - - - - - - -

胆南星正品：本品呈方块状或圆柱状，棕黄色、灰棕色或棕黑色。质硬。气微腥，味苦。

枳实一两
破气化痰以宽胸

茯苓一两
健脾渗湿

服药时间：饭后　服药次数：日三服
服药温度：温

※ 1斤≈500g　1两≈31.25g　1钱≈3.125g
1分≈0.3125g

胆星	制半夏	栝楼仁	黄芩	杏仁	陈皮	枳实	茯苓
0.034元/g	0.12元/g	0.08元/g	0.017元/g	0.07元/g	0.03元/g	0.04元/g	0.06元/g

※ 此价格为市场价，仅供参考

◆ 组 成

胆星、制半夏各一两半，栝楼仁、陈皮、黄芩、杏仁、枳实、茯苓各一两。

◆ 用 法

水煎服。

◆ 功 效

清热化痰，理气镇咳。

◆ 主 治

痰热内结。症见咳嗽稠黄，咳之不利，胸膈痞满，小便短涩，舌质红，脉滑数，苔黄腻。

◆ 临证加减

肺热甚，身热口渴，加石膏、知母以清泻肺热；痰多气急，加桑白皮、鱼腥草以清热化痰利肺；津伤肺燥而痰黏、喉干，加沙参、天花粉以清热生津；热结便秘，加玄明粉或大黄以通腑泻火。

◆ 使用注意

脾虚寒痰者禁用本方。

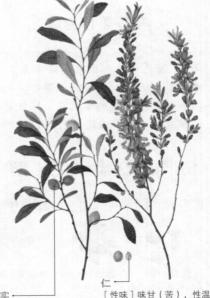

杏　果部 五果类
生津止渴　清热祛毒

实
[性味] 味酸，性热，有小毒。生吃太多，伤筋骨。

仁
[性味] 味甘（苦），性温（冷利），有小毒。
[主治] 主咳逆上气痰鸣，产乳金疮。

- - - - - - - - ● **药材真假识别** ● - - - - - - - -

苦杏仁正品：本品略呈扁心形，顶端尖、基部钝圆，左右不对称。表面为黄棕色至暗棕色，可见细微颗粒状突起。尖端下侧边缘有种脐，基部有一椭圆形合点，自合点起有不规则脉纹。种皮薄。

图解汤头歌诀

218

青州白丸子

出自《太平惠民和剂局方》

青州白丸星夏并	白附川乌俱用生
晒露糊丸姜薄**引**	风痰瘫痪小儿**惊** —— 惊：惊风，惊厥。

引：引药入里。

方解 青州白丸子出自《太平惠民和剂局方》，方剂由生半夏、生天南星、生白附子、生川乌组成，可燥湿化痰，祛风散寒。风痰壅盛，瘀滞经络，气血运行受阻，筋脉失去濡养。方中诸药合用，逐风通络，诸证自愈。又因药剂在服药时均为生用，服药前，需反复用井水漂晒，以制其毒。

青州白丸子方解

君药 散寒祛风逐痰

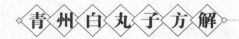

生半夏七两	生天南星三两
燥湿化痰	祛风化痰

服药时间：饭后　服药次数：日三服
服药温度：温

臣药 温经逐风通络

生白附子二两	生川乌半两
温经逐风	温经止痛

※ 1斤≈500g　1两≈31.25g　1钱≈3.125g
　1分≈0.3125g

生天南星	生半夏	生白附子	生川乌
0.034 元 /g	0.12 元 /g	0.025 元 /g	0.025 元 /g

※ 此价格为市场价，仅供参考

◇ 组 成

生天南星三两，生半夏七两，生白附子二两，生川乌半两。

◇ 用 法

上述各药研极细末，盛绢袋中，以井水浸出粉，手搓以尽为度，将药置

药材真假识别

枳实非正品之柚：本品呈不规则的半球形或类圆锥形。外果皮表面为棕褐色或灰棕色，略粗糙、细皱缩，中央有圆盘状果柄痕或凸起的花柱基痕。横剖面为淡黄棕色，瓤囊为浅棕色、较小，中轴不明显。

于瓷盆中，终日曝晒，每日换清水并搅之。春五天、夏三天、秋七天、冬十天，晒干，糯米糊丸如绿豆大。初次服五丸，加至十五丸，以姜汤服下。瘫痪者每次服二十丸，温酒下。小儿惊风每次服两三丸，以薄荷汤服下。

◆ **功效**

　　燥湿散寒，祛风化痰。

◆ **主治**

　　风痰壅盛。症见口眼㖞斜、呕吐涎沫、瘫痪、小儿惊风、半身不遂等。

金 沸 草 散

出自《类证活人书》

金沸草散前胡辛　　半夏荆甘赤茯因
煎加姜枣除痰嗽　　肺感风寒头目顰
局方不用细辛茯　　加入麻黄赤芍均

赤茯：茯苓外层淡棕色或淡红色的部分。

顰：皱眉。此处指疼痛。

方解 金沸草散出自《类证活人书》，方剂由旋覆花、前胡、细辛、半夏、荆芥、炙甘草、赤茯苓组成。可发散风寒，降气消痰，用于治疗中脘停痰，又感受风寒。风阳袭表，卫阳被扼，不达周身。方中诸药相配，发散风寒，降气消痰。又因方剂以旋覆花的"茎"即金沸草为主药，故名"金沸草散"。

金沸草散方解

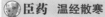

君药　止咳平喘	臣药　温经散寒		佐使药　消痰降气止咳			
旋覆花一钱 下气消痰	荆芥一钱半 疏风止痛	细辛一钱 散风止痛	半夏五分 燥湿化痰	前胡一钱 降气祛痰	赤茯苓六分 利水渗湿	炙甘草三分 调和诸药

服药时间：饭后　服药次数：日两服

服药温度：温

※ 1斤≈500g　1两≈31.25g　1钱≈3.125g
1分≈0.3125g

● **药材真假识别** ●

青礞石正品之黑云母片岩：鳞片状或片状集合体。呈不规则扁块状或长斜块状，无棱角。为褐黑色或绿黑色，具有玻璃样光泽。质软易碎，断面呈较明显的层片状。气微，味淡。

旋覆花	荆芥	细辛	半夏	前胡	赤茯苓	炙甘草
0.01元/g	0.007元/g	0.07元/g	0.12元/g	0.05元/g	0.05元/g	0.11元/g

※ 此价格为市场价，仅供参考

◆ **组成**

旋覆花、前胡、细辛各一钱，荆芥一钱半，半夏五分，炙甘草三分，赤茯苓六分。

◆ **用法**

上述诸药加生姜五片，大枣一枚，水煎服。

◆ **功效**

消痰利气，发散风寒。

◆ **主治**

中脘滞痰，又感受风寒。症见咳嗽痰多，头晕晴痛，发热恶寒，鼻塞等。

附 方

方名	组成	用法	功用	主治
金沸草散	麻黄、前胡各三两，荆芥穗四两，甘草、半夏、赤芍各一两，加生姜三片，枣一个	水煎服	宣肺发表，化痰止咳，凉血清热	外感风寒

紫 金 锭

出自《片玉心书》

紫金锭用麝朱雄　　慈戟千金五倍同

太乙玉枢名又别　　祛痰逐秽及惊风

方解 紫金锭出自万全的《片玉心书》，方剂由山慈菇、五倍子、红大戟、千金子霜、雄黄、朱砂、麝香组成。可辟瘟解毒，消肿止痛，主治感受秽恶痰浊，气机闭塞。方中诸药合用，辟瘟解毒，化痰开窍，消肿止痛，诸证自愈。

药材真假识别

青礞石正品之绿泥石化云母碳酸盐片岩：片状和粒状集合体。呈灰色或绿灰色，夹有银色或淡黄色鳞片，具有光泽，质松易碎。气微，味淡。

紫金锭方解

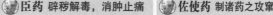

| 君药 化痰开窍 | 臣药 辟秽解毒，消肿止痛 | 佐使药 制诸药之攻窜 |

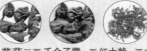

山慈菇三两
清热消肿　**千金子霜**一两
行水破血　**红大戟**一两半
攻水行瘀

麝香三钱
芳香开窍,
行气止痛　**雄黄**一两
辟秽解毒　**朱砂**一两
镇心安神

五倍子三两
降火化痰

服药时间：不拘时服　**服药次数：**日两服
服药温度：温

※ 1斤≈500g　1两≈31.25g　1钱≈3.125g
　1分≈0.3125g

山慈菇	千金子霜	红大戟	麝香	雄黄	朱砂	五倍子
0.4元/g	0.032元/g	0.38元/g	185元/g	0.04元/g	0.6元/g	0.025元/g

※ 此价格为市场价，仅供参考

◆ 组 成

山慈菇、五倍子各三两，红大戟一两半，千金子霜、雄黄、朱砂各一两，麝香三钱。

◆ 用 法

上述七味药共研为末，用糯米粉压制成锭，阴干。每服二分至五分，每日服用两次；外用醋磨，调敷患处。

◆ 功 效

辟秽解毒，化痰开窍，消肿止痛。

◆ 主 治

瘟疫时邪。症见呕吐泄泻，脘腹胀闷作痛，神昏督闷，小儿痰厥。外敷疔疮疖肿。

◆ 临证加减

可据症候酌情加药磨服或外敷。

辟秽解毒可用生姜、薄荷汁入井华水磨服；痰盛之抽搐中风、癫狂病证，用菖蒲煎汤磨服，化浊开窍；跌打损伤，加松节油磨服，敷患处，活血行气止痛；进入疫区，用桃根煎汤磨浓，滴鼻并口服少许，预防感染。

◆ 现代运用

主要用于痢疾、急性胃肠炎、癫痫、食物中毒等由秽恶痰浊所致者。外敷可治疗皮肤软组织急性化脓性感染疾病，如蜂窝炎等痈、毛囊炎、疖、疮，以及带状疱疹、流行性腮腺炎等属邪实毒盛者。

◆ 使用注意

不宜过服或久服；年老体弱、孕妇及气血虚弱者禁服此方。

● 药材真假识别 ●

白前正品：本品根茎呈细长圆柱形，有分枝，稍弯曲。黄白色、棕黄色至深棕色，表面平滑或有纵皱纹，节明显。质脆，易折断，断面中空。气微，味微甜。

止嗽散

出自《医学心悟》

止嗽散中用白前　　陈皮桔梗草荆添

紫菀百部同蒸用　　感冒咳嗽此方先

方解 止嗽散出自程国彭的《医学心悟》，方剂由桔梗、荆芥、紫菀、百部、白前、甘草、陈皮组成。可止咳化痰，疏表宣肺。肺气失宣所致的咳嗽，治疗当以宣肺为主。本方为散服用，有解表邪、宣肺气、止咳嗽、化痰涎之效，故称"止嗽散"。

止嗽散方解

君药 止咳化痰

紫菀二斤	白前二斤	百部二斤
润肺下气	降气祛痰	温润入肺

臣药 宣降肺气

桔梗二斤	陈皮一斤
宣肺化痰	理气化痰

佐使药 解表利咽

荆芥二斤	甘草十二两
祛风解表	调和诸药

服药时间：睡前　服药次数：日一服
服药温度：温

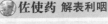
※ 1斤≈500g　1两≈31.25g　1钱≈3.125g
1分≈0.3125g

紫菀	白前	百部	桔梗	陈皮	甘草	荆芥
0.02元/g	0.01元/g	0.02元/g	0.05元/g	0.03元/g	0.11元/g	0.007元/g

※ 此价格为市场价，仅供参考

◆ 组成

桔梗、荆芥、紫菀、百部、白前各二斤，甘草十二两，陈皮一斤。

◆ 用法

上述诸药共研为细末，每服两钱，食后临卧服；或水煎服。

- - - - - - - - - - - - - - - - ▶ **药材真假识别** ◀ - - - - - - - - - -

白前非正品之龙须菜：本品根茎横生，具多数圆形茎痕及芽。表面为灰褐色，具有灰色膜质鳞片。须根密集，呈长圆柱形或扁圆柱形。质柔韧，不易折断，断面中央木部细小。气微，味微苦。

◆ 功 效

疏表宣肺，止咳化痰。

◆ 主 治

风邪犯肺。症见咳嗽，或微有恶寒发热，舌苔薄白等。

◆ 临证加减

初起风寒症状较重，加防风、紫苏以辛温解表；风热犯肺，咳嗽，痰稠，加黄芩、芦根、桑白皮等以清肺止咳；温燥伤肺，干咳少痰，痰稠，加沙参、桑叶、麦冬等以润燥止咳；湿痰犯肺，咳嗽痰多，胸闷呕恶，加厚朴、苍术、茯苓以燥湿和中；咳嗽痰多，加杏仁、贝母、半夏、栝楼等以镇咳化痰。

◆ 现代运用

主要用于急慢性支气管炎、上呼吸道感染、百日咳等属风邪犯肺者。

白前 草部 山草类

泻肺降气 下痰止嗽

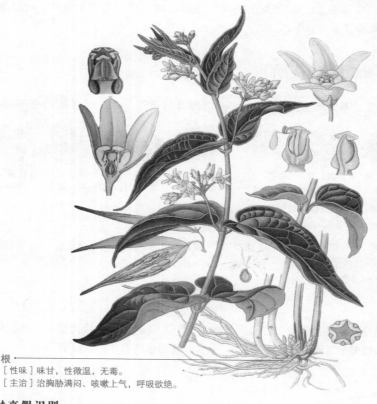

根

[性味] 味甘，性微温，无毒。

[主治] 治胸胁满闷、咳嗽上气，呼吸欲绝。

药材真假识别

山慈菇正品之毛慈菇：本品呈不规则扁球形或圆锥形，顶端渐尖，基部有须根痕。表面为黄棕色或棕褐色。质坚硬，难折断。断面为灰白色或黄白色，略呈角质。气微，味淡，嚼之具黏性。

苓桂术甘汤

出自《伤寒论》

苓桂术甘痰饮尝　　和之温药四般良

雪**羹**定痛化痰热　　海蜇荸荠共合方

羹：原指用肉、菜做的汤。此处因海蜇漂淡、色白如雪，故用雪羹作方名。

方解 苓桂术甘汤出自张仲景的《伤寒论》，方剂由茯苓、桂枝、白术、炙甘草组成。主治中阳不足之痰饮。脾阳不足，健运失职，则湿滞而为痰为饮。痰饮随气升降，无处不到，诸证皆发。方中诸药相配，温阳化饮，健脾利湿，诸证皆愈。

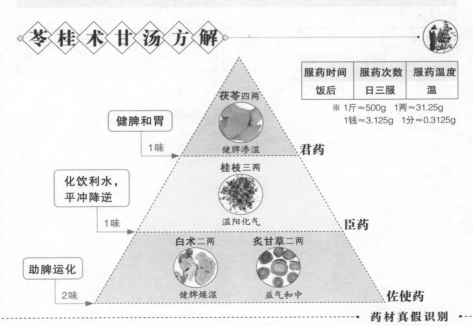

苓桂术甘汤方解

服药时间	服药次数	服药温度
饭后	日三服	温

※ 1斤≈500g　1两≈31.25g
　 1钱≈3.125g　1分≈0.3125g

健脾和胃　1味

茯苓四两
健脾渗湿
君药

化饮利水，平冲降逆　1味

桂枝三两
温阳化气
臣药

助脾运化　2味

白术二两
健脾燥湿

炙甘草二两
益气和中

佐使药

药材真假识别

山慈菇非正品之小白及：本品呈不规则扁圆形，爪状分枝不明显，多干瘪。表面黄褐，有数圈同心环节和棕色点状须根痕，上面有凸起的茎痕。质坚硬，不易折断，角质样。嚼之有黏性。

225

茯苓	桂枝	白术	炙甘草
0.06元/g	0.03元/g	0.16元/g	0.11元/g

※ 此价格为市场价，仅供参考

◆ 组 成

茯苓四两，桂枝三两，白术、炙甘草各二两。

◆ 用 法

水煎服。

◆ 功 效

温化痰饮，健脾利湿。

◆ 主 治

痰饮病。症见胸胁支满，目眩心悸，或短气咳嗽，脉弦滑，舌苔白滑。

◆ 临证加减

眩晕呕吐，加代赭石、旋覆花、天麻以平肝定眩；咳嗽痰多，加半夏、陈皮以理气化痰；神疲乏力，加黄芪、党参以健脾益气。

◆ 现代运用

主要用于病毒性心肌炎、心包积液、心源性水肿、肾病综合征、慢性肾小球肾炎、心律失常、慢性支气管炎、心力衰竭、支气管哮喘、梅尼埃病等属痰饮内停而中阳不足者。

◆ 使用注意

痰饮夹热或阴虚火旺者禁用此方。

附 方

方名	组成	用法	功用	主治
雪羹汤	海蜇一两，荸荠四个	水煎服	泄热止疼，消痰化结	肝经热厥，少腹攻冲作痛

药材真假识别 •

甘遂正品：本品呈椭圆形、长圆柱形或连珠形。表面类白色，凹陷处常有棕色外皮残留。质脆，易折断，断面粉性。白色，木部微显放射状纹理，长圆柱状者纤维性较强。气微，味微甘而辣。

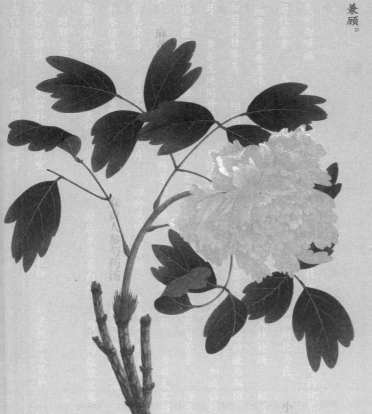

第十七章

收涩之剂

收涩之剂，即固涩之剂。组方以固涩药为主，具有收敛固涩的作用，用于治疗气、血、津、精耗散滑脱之证。收涩之法分为涩汗固表、涩肠止泻、敛汗止咳、固肾涩精、固崩止带等法。使用固涩剂，要辨证准确，辨明虚实，标本兼顾。在相应病证的治疗时，配伍相应的补益药，补涩并用，标本兼顾。

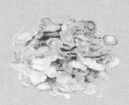

茯菟丹

出自《太平惠民和剂局方》

茯菟丹疗精滑脱　　菟苓五味石莲末

酒煮山药为糊丸　　亦治 强中 及消渴

> 强中：见"猪肾荠苨汤"。

方解 茯菟丹出自《太平惠民和剂局方》，方剂由菟丝子、茯苓、石莲肉、五味子、山药组成。可补肾固精，渗湿泄浊，用于治疗遗精、强中、赤白浊、消渴。心肾不交，下元不固可致肾虚。肾虚则血耗，气沉，气血不足。方中诸药相配，健脾渗湿泄浊，补肾涩精。又因方剂以菟丝子、白茯苓为主药，故名"茯菟丹"。

茯菟丹方解

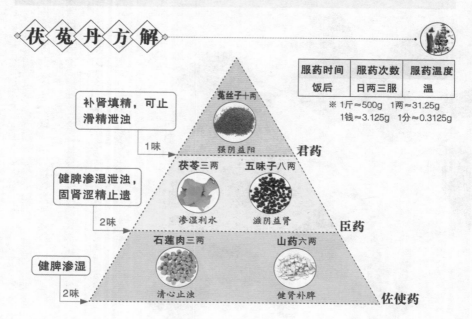

补肾填精，可止滑精泄浊 —— 1味

健脾渗湿泄浊，固肾涩精止遗 —— 2味

健脾渗湿 —— 2味

菟丝子十两
强阴益阳
君药

茯苓三两
渗湿利水

五味子八两
滋阴益肾
臣药

石莲肉三两
清心止浊

山药六两
健肾补脾
佐使药

服药时间	服药次数	服药温度
饭后	日两三服	温

※ 1斤≈500g　1两≈31.25g
1钱≈3.125g　1分≈0.3125g

药材真假识别

菟丝子正品：本品呈类椭圆球形。表面为灰棕色或黄棕色，粗糙，布满白霜状的细颗粒。上端渐窄。一端有微凹的线形种脐；胚黄色，螺旋卷曲，内胚乳坚硬，半透明。质坚实。

菟丝子	茯苓	五味子	石莲肉	山药
0.03元/g	0.06元/g	0.06元/g	0.007元/g	0.015元/g

※ 此价格为市场价，仅供参考

◆ 组 成

菟丝子十两，五味子八两，茯苓、石莲肉各三两，山药六两。

◆ 用 法

先将菟丝子酒浸，余酒煮山药做糊，与余药末共为丸，每次服用三钱，日两三服。遗精用淡盐汤服下；白浊用茯苓汤服下；赤浊用灯心汤服下；消渴及强中用米汤服下。

◆ 功 效

固肾涩精，稳镇心神，渗湿止浊。

◆ 主 治

心气不足，肾经虚损，思虑过多，真阳失固。症见溺有余沥，梦寐频泄，小便白浊，强中消渴。

金锁固精丸

出自《医方集解》

金锁固精芡莲须　　龙骨蒺藜牡蛎需

莲粉糊丸盐酒下　　涩精秘气滑遗无

滑遗：指滑精和遗精。

秘：使周密。

方解 金锁固精丸出自《医方集解》，方剂由沙苑蒺藜、芡实、莲须、龙骨、牡蛎组成。用时用莲子粉糊为丸，以盐汤下，可涩精补肾，用于治疗肾虚不固之遗精。遗精滑泄之证，与心、肝、脾、肾关系密切。方中诸药相配，固精补肾，标本兼治，诸证自愈。又因方剂固精封肾，故名"金锁固精丸"。

- ● **药材真假识别** ●

菟丝子非正品之金灯藤：表面为淡褐色或黄棕色，具有光泽，可见条纹状纹理。种脐下陷，线形乳白色；胚黄色，螺旋状，无胚根及子叶，内胚乳坚硬，半透明状。气微，味苦，微甘。

金锁固精丸方解

君药 补肾固精	臣药 固肾涩精		佐使药 收涩止遗	

沙苑蒺藜二两	莲子	芡实二两	莲须二两	龙骨一两	牡蛎一两
补肾止遗	益肾涩精	补脾气	交通心肾，养心安神	固涩止遗	固下潜阳

服药时间：饭前　服药次数：日一服
服药温度：温

※ 1斤≈500g　1两≈31.25g　1钱≈3.125g
1分≈0.3125g

沙苑蒺藜	莲子	芡实	莲须	龙骨	牡蛎
0.012元/g	0.07元/g	0.032元/g	0.067元/g	0.16元/g	0.001元/g

※ 此价格为市场价，仅供参考

◆ 组 成

沙苑蒺藜、芡实、莲须各二两，龙骨、牡蛎各一两。

◆ 用 法

莲子粉糊丸，每次服用三钱，空腹淡盐汤下；或入莲子肉，水煎服。

◆ 功 效

补肾涩精。

◆ 主 治

肾虚精亏，精关不固。症见神疲乏力，遗精滑泄，腰膝酸软，耳鸣等。

◆ 临证加减

肾阳虚而腰膝冷痛、尿频，酌情加菟丝子、补骨脂、附子；肾阴虚而梦遗腰酸、手足心热，加龟板、女贞子、熟地黄；心肾不交而失眠，酌加酸枣仁、远志、五味子；肾虚精亏而腰痛膝软，加杜仲、桑寄生；肾虚气弱见遗精滑泄日久不愈，加山萸肉、金樱子、黄芪。

◆ 现代运用

主要用于神经官能症、神经功能紊乱、男子不育，亦常用于慢性肾炎、慢性前列腺炎、乳糜尿等属肾虚精气不固者。

◆ 使用注意

湿热下注，或心肝火旺所致遗精忌用。

· 药材真假识别 ·

莲须正品：本品呈线形。花药扭转，药室纵裂，长1.2～1.5cm，直径约0.1cm，为淡黄色或棕黄色。花丝纤细，稍弯曲，长1.5～1.8cm，为淡紫色。气微香，味涩。

牡蛎散

出自《太平惠民和剂局方》

阳虚自汗牡蛎散　　黄芪浮麦麻黄根

扑法：即扑粉。 | **扑法**莒蒮牡蛎粉　　或将龙骨牡蛎**扪** | **扪：**按，摸。
外治法之一，又 | | 此处作扑粉。
称温粉。

方解 牡蛎散出自《太平惠民和剂局方》，方剂由黄芪、麻黄根、牡蛎组成。用时以浮小麦煎，可敛阴止汗，益气固表，用于治疗阳虚自汗证。阳气虚弱，表卫不固，津液不固，自汗，日久则耗心阴。方中诸药相配，敛阴止汗，益气固表，复心阴，止汗出。因方剂以牡蛎为主药，且为散剂，故名"牡蛎散"。

牡蛎散方解

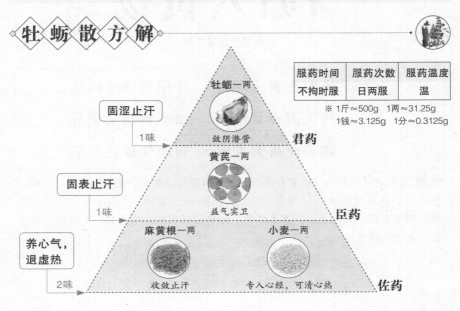

服药时间	服药次数	服药温度
不拘时服	日两服	温

※ 1斤≈500g　1两≈31.25g
1钱≈3.125g　1分≈0.3125g

固涩止汗 1味 → 牡蛎一两　敛阴潜营　**君药**

固表止汗 1味 → 黄芪一两　益气实卫　**臣药**

养心气，退虚热 2味 → 麻黄根一两　收敛止汗　　小麦一两　专入心经，可清心热　**佐药**

牡蛎	黄芪	麻黄根	小麦
0.001 元 /g	0.08 元 /g	0.02 元 /g	0.005 元 /g

※ 此价格为市场价，仅供参考

◆ **组 成**

黄芪、麻黄根、牡蛎各一两。

◆ **用 法**

上述诸药入小麦一两，水煎服。

◆ **功 效**

固表收敛。

◆ **主 治**

诸虚不足。症见自汗，夜卧甚，心悸心慌，久汗不愈，短气烦倦，舌质淡红，脉细弱。

◆ **临证加减**

气虚甚，用黄芪，再加人参、白术以益气；阳虚汗出畏寒，加桂枝、附子；偏阴虚，加五味子、生地黄、白芍；盗汗甚，加山萸肉、糯稻根等。

◆ **使用注意**

阴虚火旺之盗汗、亡阳之脱汗，不宜服用本方。

当归六黄汤

出自《兰室秘藏》

当归六黄治汗出	芪柏芩连生熟地
泻火固表复滋阴	加麻黄根功更异
或云此药太苦寒	胃弱气虚在所忌

方解 当归六黄汤出自《兰室秘藏》，方剂由当归、黄连、黄芩、黄芪、黄柏、生地黄、熟地黄组成。可固表止汗，滋阴降火，用于治疗阴虚有火。阴虚火旺，阴液不固，卫阳受损，卫表不固。方中诸药相配，清内热，复阴液，固卫表，自汗、盗汗可止。

药材真假识别

砂仁正品海南砂仁：本品呈椭圆形或卵圆形，略呈三棱状，表面为棕褐色或紫褐色，纵向条棱明显，密生刺状突起。果皮稍厚略硬，内表面可见明显的维管束。

当归六黄汤方解

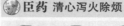

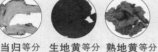 君药 滋阴养血，育阴清热			臣药 清心泻火除烦			佐药 固表止汗
当归等分 活血补血	生地黄等分 益阴生津	熟地黄等分 益精填髓	黄芩等分 清热燥湿	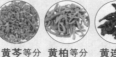 黄柏等分 清热燥湿	黄连等分 清热解毒	黄芪加倍 益气实卫

服药时间：饭前　服药次数：日三服

服药温度：温

※ 1斤≈500g　1两≈31.25g　1钱≈3.125g
1分≈0.3125g

当归	生地黄	熟地黄	黄芩	黄柏	黄连	黄芪
0.05元/g	0.09元/g	0.1元/g	0.017元/g	0.02元/g	0.15元/g	0.08元/g

※ 此价格为市场价，仅供参考

◆ 组 成

当归、生地黄、熟地黄、黄柏、黄芩、黄连各等分，黄芪加倍。

◆ 用 法

水煎服。

◆ 功 效

滋阴清热，固表止汗。

◆ 主 治

阴虚有火。症见盗汗发热，面赤舌干，心烦唇燥，大小便不利，舌红脉数。

◆ 使用注意

脾胃虚弱，纳减便稀者不宜服用本方。

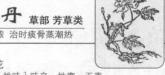

牡丹 草部 芳草类

蚀脓 治时痰骨蒸潮热

— 花
[性味] 味辛，性寒，无毒。
[主治] 治神志不足，无汗骨蒸，鼻出血、吐血。

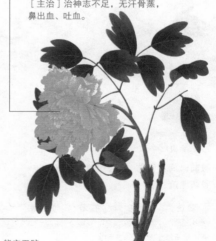

根皮 —
[性味] 味辛，性寒，无毒。
[主治] 中风瘰疭，瘀血留舍肠胃，能安五脏。

砂仁非正品之海南假砂仁：本品呈长卵圆形，略显三棱状，表面为土棕色至棕褐色，纵向棱线明显，刺状突起较大。顶端具花被残基，基部果柄较长。种子呈棕褐色，外披淡棕色假种皮。

治浊固本丸

出自《医学正传》

固本：健脾固肾而治本。	治浊**固本**莲蕊须　　砂仁连柏二苓俱
	益智半夏同甘草　　清热利湿固兼驱

方解 治浊固本丸出自《医学正传》引李杲方，方剂由莲须、砂仁、黄连、黄柏、益智仁、半夏、茯苓、猪苓、甘草组成。可健脾固肾，清利湿热，用于治疗胃中湿热，下注膀胱之小便下浊不止。过食肥甘厚味之品，伤及脾肾，湿热内注。方中诸药合用，清热利湿消浊，诸证自愈。

治浊固本丸方解

君药 清热利湿

黄连二两
泻火解毒

黄柏一两
清热燥湿

臣药 健脾渗湿化浊，去湿热

茯苓一两
渗水利湿

猪苓二两
利水渗湿

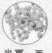
半夏一两
燥湿健脾

佐使药 温肾暖脾

砂仁一两
温脾止泻

益智仁一两
固精缩尿

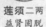
莲须二两
益肾固脱

甘草三两
调和诸药

服药时间：饭前　服药次数：日一服
服药温度：温

※ 1斤≈500g　1两≈31.25g　1钱≈3.125g
1分≈0.3125g

黄连	黄柏	茯苓	猪苓	半夏	砂仁	益智仁	莲须	甘草
0.15元/g	0.02元/g	0.06元/g	0.36元/g	0.12元/g	0.4元/g	0.06元/g	0.067元/g	0.11元/g

※ 此价格为市场价，仅供参考

药材真假识别

砂仁非正品之香豆蔻：本品呈长卵圆形，稍弯曲，表面为灰褐色至棕褐色，有纵棱纹和不规则突起。果皮厚而硬，种子呈不规则卵形，胚乳为灰白色。气香，味辛辣。

◆ **组 成**

莲须、黄连、猪苓各二两，砂仁、黄柏、益智仁、半夏、茯苓各一两，甘草三两。

◆ **用 法**

上述九味药研为末，汤浸蒸饼作丸，梧桐子大，每服五七十丸，空腹温酒下。

◆ **功 效**

清热利湿，健脾温肾。

◆ **主 治**

胃中湿热，渗入膀胱，症见小便下浊不愈。

诃 子 散

出自《兰室秘藏》

诃子散用治**寒泻** 炮姜粟壳橘红**也** ——

河间木香诃草连 仍用术芍煎汤下

二者药异治略同 亦主**脱肛**便血者

寒泻：病证名。指脾胃寒盛所致的泄泻。

也：助词，用于舒缓语气或停顿。

脱肛：证名。指直肠或直肠黏膜脱出肛门外者。

方解 诃子散出自李东垣《兰室秘藏》，方剂由煨诃子、炮姜、罂粟壳、橘红组成。可温中暖脾，涩肠止泻，用于治疗脾胃虚寒之泄泻。

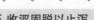 **诃子散方解**

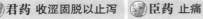

君药 收涩固脱以止泻	**臣药** 止痛	**佐药** 升阳调气	
煨诃子七分 涩肺敛肠	罂粟壳五分 温中涩肠	炮姜六分 温中祛寒	橘红五分 理气健脾

服药时间：空腹时　服药次数：日一服
服药温度：温

※ 1斤≈500g　1两≈31.25g　1钱≈3.125g
1分≈0.3125g

诃子正品：本品一般呈圆形或卵圆形，长3～4cm，直径2～2.5cm。表面黄棕色或暗棕色，略具光泽。质坚硬，粗糙。无臭，微酸涩带甜。

煨诃子	罂粟壳	炮姜	橘红
0.012 元 /g	0.1 元 /g	0.014 元 /g	0.01 元 /g

※ 此价格为市场价，仅供参考

◆ 组 成

煨诃子七分，炮姜六分，罂粟壳、橘红各五分。

◆ 用 法

散剂。

◆ 功 效

涩肠止泻，固肾固脱。

◆ 主 治

虚寒泄泻。症见肠鸣腹痛，脱肛不收，米谷不化，或便脓血，久痢。

封 髓 丹

出自《奇效良方》

失精梦遗封髓丹　　砂仁黄柏草和丸

大封大固春常在　　巧夺先天服自安

方解 封髓丹出自董宿的《奇效良方》，方剂由砂仁、黄柏、炙甘草组成。可纳气归肾，上中下并补。方中诸药相配，降心火，益肾水，使水火既济，相火不再妄动，诸证自愈。

封 髓 丹 方 解

君药 清虚火	臣药 引脏腑之精归肾	佐使药 调和君、臣寒温
黄柏三两 坚肾清火	砂仁一两 温健脾运	炙甘草七钱 益脾气

服药时间：早饭前　服药次数：日一服
服药温度：温

※ 1斤≈500g　1两≈31.25g　1钱≈3.125g
　1分≈0.3125g

药材真假识别

诃子非正品之青果：本品呈纺锤形，两头钝尖。表面为灰绿色或棕黄色，有不规则深皱纹。果肉为灰棕色或棕褐色，果核梭形，红棕色。质坚硬，破开后可见三粒种子。无臭，果肉味涩，嚼后渐回甜。

黄柏	砂仁	炙甘草
0.02 元 /g	0.4 元 /g	0.11 元 /g

※ 此价格为市场价，仅供参考

◆ **组 成**

  砂仁一两，黄柏三两，炙甘草七钱。

◆ **用 法**

  上述诸药共研细末，蜜和作丸，如梧桐子大，每服三钱，空腹淡盐汤送下。

◆ **功 效**

  益肾水，降心火。

◆ **主 治**

  遗精梦交。

威 喜 丸

出自《太平惠民和剂局方》

> 威喜丸治血海寒　　梦遗带浊服之安
>
> 茯苓煮晒和黄蜡　　每日空心嚼一丸

方解 威喜丸出自《太平惠民和剂局方》，方剂由黄蜡、茯苓组成，主治阳虚带浊。方中诸药相配，一行一收，清浊自分，行水渗湿，收涩补髓，诸证自愈。

威 喜 丸 方 解

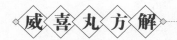

君药 行水渗湿

茯苓四两
补脾宁心

臣药 调理阴阳，固虚降浊

黄蜡四两
解毒定痛

服药时间：早饭前 服药次数：日一服
服药温度：温

※ 1斤≈500g 1两≈31.25g 1钱≈3.125g
1分≈0.3125g

▶ **药材真假识别** ◀

桑螵蛸非正品之长螵蛸：本品略呈圆柱形或半圆形，表面为黄褐色，由多层膜状薄片叠成，底面平坦或有凹沟。体轻，质硬而韧，横断面可见外层为海绵状，内层为许多放射状排列的小室。气微腥。

茯苓	黄蜡
0.06 元 /g	0.02 元 /g

※ 此价格为市场价，仅供参考

◆ 组 成

　　黄蜡、茯苓（用猪苓一分，同煮二十余沸，取出晒干，去猪苓）各四两。

◆ 用 法

　　以茯苓为末，熔黄蜡做丸，如弹子大，每服一丸，空腹嚼下。

◆ 功 效

　　行水渗湿，收涩补髓。

◆ 主 治

　　元阳虚衰，精气失固。症见梦寐频泄，小便余沥白浊，及妇人血寒、白带白淫等。

药材真假识别

桑螵蛸正品之团螵蛸：本品略呈长条形，一端较细，长2.5～5cm，宽1～1.5cm。表面为灰黄色，上带状隆起明显。质硬而脆。

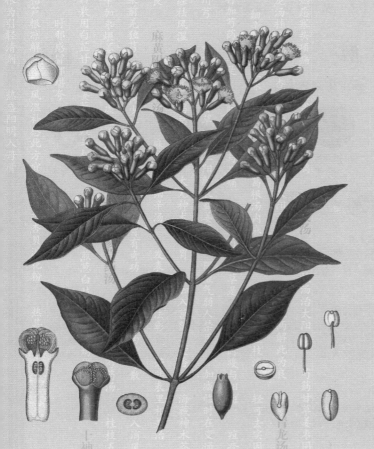

第十八章

杀虫之剂

凡以驱虫药为主组成，具有驱虫或杀虫功效，用于治疗人体寄生虫病的方剂，统称为杀虫之剂。人体寄生虫多由误食沾染虫卵的食物而致，使用杀虫之剂时应注意，杀虫药大多有毒，用量不宜过大，以免伤正或中毒。

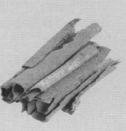

乌梅丸

出自《伤寒论》

继：接续。

乌梅丸用细辛桂　　人参附子椒姜**继**————继：接续。

黄连黄柏及当归　　温藏安蛔寒厥剂

方解 乌梅丸出自张仲景《伤寒论》，方剂由乌梅、桂枝、细辛、附子、人参、黄柏、黄连、干姜、川椒、当归组成。可安蛔止痛，用于治疗蛔厥证。蛔虫寄生体内，若肠胃寒热交错，虫扰动不安，则腹痛，呕吐。方中诸药相配，酸苦辛并进，祛邪扶正，蛔虫痛解。

乌梅丸方解

| 君药 安蛔 | 臣药 祛寒安蛔 | 佐药 解毒驱蛔，补养气血 |

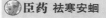

乌梅三百枚
安蛔止痛

川椒四两
辛可伏蛔

细辛六两
温脏祛寒

黄连十六两
清热解毒

黄柏六两
清热燥湿，下蛔清热

附子六两
温中祛寒

桂枝六两
通阳散寒

干姜十两
温脏祛寒，又可制蛔

当归四两
补气活血

人参六两
益气健脾

服药时间：饭前 服药次数：日一至三服

服药温度：温

※ 1斤≈500g　1两≈31.25g　1钱≈3.125g
1分≈0.3125g

乌梅	川椒	细辛	黄连	黄柏
0.024 元 /g	0.047 元 /g	0.07 元 /g	0.15 元 /g	0.02 元 /g
附子	桂枝	干姜	当归	人参
0.025 元 /g	0.03 元 /g	0.014 元 /g	0.05 元 /g	0.33 元 /g

※ 此价格为市场价，仅供参考

药材真假识别

乌梅正品：本品呈类圆形或椭圆形。果实略小，表面为灰黑色至红黑色。果肉厚，略皱缩，紧贴果核。果核扁椭圆形，为黄褐色或棕黄色。气微，味酸涩。

◆ 组 成

乌梅三百枚，细辛、附子、桂枝、人参、黄柏各六两，干姜十两，黄连十六两，当归、川椒各四两。

◆ 用 法

乌梅用醋浸一夜，去核，与余药打匀后，烘干或晒干，研末，加蜜制为丸；每服三钱，日服一至三次，空腹服或水共煎服。

◆ 功 效

温脏补虚，泻热安蛔。

◆ 主 治

蛔厥证。症见心烦呕吐，时发时停，食入吐蛔，腹痛，手足厥冷。又治久痢，久泻。

◆ 现代运用

主要用于肠道蛔虫、胆道蛔虫、蛔虫性肠梗阻、肠易激综合征、肠炎等属脾肾虚寒，寒中蕴热证者。

◆ 使用注意

蛔虫腹痛或久泻久痢久而不愈者，不宜服用本方。

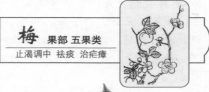

梅　果部 五果类
止渴调中　祛痰　治疟瘴

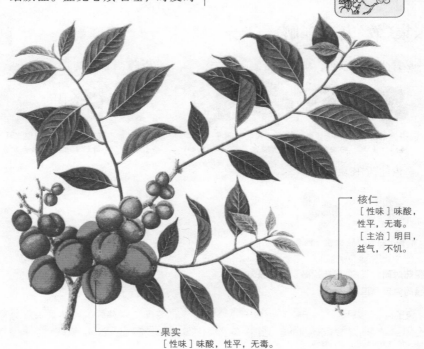

核仁
[性味]味酸，性平，无毒。
[主治]明目，益气，不饥。

果实
[性味]味酸，性平，无毒。

乌梅非正品之李：本品呈类球形或扁球形，稍大，外表为乌黑色或棕黑色，皱缩不平。基部有圆形果梗痕。果核坚硬，椭圆形，为棕黄色，表面有凹入小点，种子扁卵形，淡黄色。气微，味极酸。

集 效 丸

出自《三因极一病证方论》

集效姜附与槟黄　　芜荑诃鹤木香当

雄槟丸内白矾入　　虫嗛攻疼均可尝

嗛：用牙咬。

方解 集效丸出自陈言的《三因极一病证方论》，方剂由大黄、干姜、附子、槟榔、芜荑、诃子肉、鹤虱、木香组成。可温阳驱虫，主治虫积夹寒证。脏腑虚弱，或多食甘肥，致蛔虫动作，心腹搅痛，发作肿聚，往来上下，痛有休止，腹中烦热，口吐涎沫，下部有虫，生痔瘴痛。

集 效 丸 方 解

君药 酸以伏虫，辛以安蛔

诃子肉七钱半
酸以伏虫

乌梅七钱半
安蛔止痛

干姜七钱半
暖胃驱寒

附子七钱半
温补脾阳

臣药 苦以杀虫

槟榔七钱半
杀虫破积

芜荑七钱半
消积杀虫

鹤虱七钱半
清热解毒杀虫

佐使药 使虫有去路

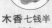

木香七钱半
调气

大黄一两半
泻下

服药时间：饭前 服药次数：日三服
服药温度：温

※ 1斤≈500g　1两≈31.25g　1钱≈3.125g
1分≈0.3125g

诃子肉	乌梅	干姜	附子	槟榔	芜荑	鹤虱	木香	大黄
0.012元/g	0.024元/g	0.014元/g	0.025元/g	0.015元/g	0.06元/g	0.01元/g	0.01元/g	0.03元/g

※ 此价格为市场价，仅供参考

药材真假识别

乌梅非正品之山杏：本品呈扁圆形。表面为棕褐色，皱缩，果肉质硬而薄，不易剥离。果核呈扁圆形，直径1.5~2cm，为棕褐色，表面较光滑或一侧边缘较锋利。气微，味酸涩。

◆ **组 成**

　　大黄一两半，干姜、附子、槟榔、芜荑、诃子肉、鹤虱、木香各七钱半。

◆ **用 法**

　　上述诸药加蜜和作丸，如铜子大，每服三十至五十丸，食前乌梅汤送下。

◆ **功 效**

　　杀虫，温中。

◆ **主 治**

　　虫积夹寒。症见虫啮腹痛，时作时止，或四肢常冷，寒热往来。

化 虫 丸

出自《太平惠民和剂局方》

芜：又名山榆仁。为榆科植物大果榆果实的加工品。

化虫鹤虱及使君　槟榔 芜荑 苦楝 群 —— 群：聚集在一起。

白矾胡粉糊丸服　肠胃诸虫永绝 氛 —— 氛：气氛，此处指虫积肠胃的危害。

方解 化虫丸出自《太平惠民和剂局方》，方剂由槟榔、鹤虱、苦楝根、胡粉、白矾组成。用时与使君子、芜荑同煎，可杀虫止痛，用于治疗肠道寄生虫病。本方可治疗多种寄生虫病。虫居于肠中，搅动致腹痛，呕吐。方中诸药相配，共奏杀虫逐虫之效。

化虫丸方解

🔵 **君药** 杀蛔虫，蛲虫　　🔵 **臣药** 杀绦虫，姜片虫、钩虫，并使虫由大便而出

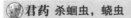

鹤虱一两	苦楝根皮一两	槟榔一两	白矾二钱半	铅粉一两	使君子五钱	芜荑五钱
驱杀诸虫	止痛杀蛔虫，蛲虫	行气导滞	解毒杀虫	解毒杀虫	杀虫消疳	杀虫消疳

服药时间：饭前　服药次数：日两服
服药温度：温

※ 1斤≈500g　1两≈31.25g　1钱≈3.125g
1分≈0.3125g

药材真假识别

乌梅非正品之杏：本品呈扁圆形。表面为棕褐色，略皱缩，果肉质硬而薄，不易剥离。果核呈扁圆形，棕褐色，表面呈细网状，一侧边缘较锋利。气微，味酸涩。

鹤虱	苦楝根皮	槟榔	白矾	铅粉	使君子	芜荑
0.01元/g	0.003元/g	0.015元/g	0.001元/g	0.012元/g	0.06元/g	0.06元/g

※ 此价格为市场价，仅供参考

◆ 组 成

鹤虱、槟榔、苦楝根皮、胡粉（即铅粉）各一两，使君子、芜荑各五钱，白矾二钱半。

◆ 用 法

上述七味药共研细末，用酒煮面糊作丸，据年龄酌量服，一岁小儿用五分。

◆ 功 效

驱杀肠中诸虫。

◆ 主 治

肠中诸虫。症见发作时腹痛，痛感往来上下，呕吐清水或吐蛔。

安石榴 果部 山果类
主治咽喉燥渴

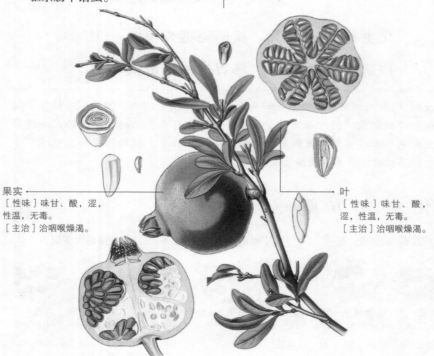

果实
[性味]味甘、酸，涩，性温，无毒。
[主治]治咽喉燥渴。

叶
[性味]味甘、酸，涩，性温，无毒。
[主治]治咽喉燥渴。

药材真假识别

乌梅非正品之桃：本品呈椭圆形。为灰棕色至灰黑色，有毛绒。果肉与果核易分离，果核表面有众多凹陷的小坑及扭曲的短沟纹，边缘具钝棱。气微，味淡。